重新发现

CHONGXIN FAXIAN

中医

ZHONGYI

营养学

YINGYANGXUE

许少雄　王佳睿◎编著

海峡出版发行集团
THE STRAITS PUBLISHING & DISTRIBUTING GROUP
福建科学技术出版社
FUJIAN SCIENCE & TECHNOLOGY PUBLISHING HOUSE

图书在版编目（CIP）数据

重新发现中医营养学/许少雄，王佳睿编著．—福州：福建科学技术出版社，2016.8
ISBN 978-7-5335-5104-9

Ⅰ.①重…　Ⅱ.①许…②王…　Ⅲ.①中医学－营养学
Ⅳ.①R247.1

中国版本图书馆 CIP 数据核字（2016）第 163904 号

书　　　名	重新发现中医营养学	
编　　　著	许少雄　王佳睿	
出 版 发 行	海峡出版发行集团	
	福建科学技术出版社	
社　　　址	福州市东水路 76 号（邮编 350001）	
网　　　址	www.fjstp.com	
经　　　销	福建新华发行（集团）有限责任公司	
印　　　刷	厦门市金玺彩印有限公司	
开　　　本	700 毫米×1000 毫米　1/16	
印　　　张	18	
插　　　页	8	
字　　　数	185 千字	
版　　　次	2016 年 8 月第 1 版	
印　　　次	2016 年 8 月第 1 次印刷	
书　　　号	ISBN 978-7-5335-5104-9	
定　　　价	38.00 元	

书中如有印装质量问题，可直接向本社调换

自 序
PREFACE

多年前，在一次聚会中，一位当外科主任医师的好朋友告诉我关于他的苦恼："每一次手术完成后，病人醒来了，问我的第一句话往往是：接下来我要吃些什么，什么东西不能吃？每次，我都很含糊地跟他们说：多注意营养。可是，注意什么营养呢？我真的不知道。"作为营养师，听了这话，心里有很多的感慨：怎么样才能帮助更多的人维护健康、恢复健康呢？

由于生活方式的逐渐变化，饮食习惯也在演变之中，国内国外的、南方北方的美食层出不穷，饮食方式相互交融，食物的可选择范围更广了，造成了我们的机体功能因难以接受而出现紊乱；没有节制的食品添加剂，转基因食物、反季节食物、违规食品的大量出现，造成了严重的食品安全问题；心如平原走马，易放难收，很多人在现代生活方式面前茫然了，在各种诱惑面前迷失了，浮躁不安，心绪不宁，导致了严重的肝郁化火、肝气犯胃、心气涣散、肾气耗损、气血逆乱；身体稍微有点不适，动辄打针吃药，甚至自行买药，导致了药物的滥用或过度治疗，对身体造成极大的负作用；缺乏必要的健康养生知识，对于"治未病"的理念关注不够……凡此种种，是慢性疾病、亚健康状况滋生肆虐的主要根源。作为营养师，应该站出来，责无旁贷，为人们解决点问题。

清代医家吴仪洛说过："有人素不服药，不为无见，但须知得病从何来，当从何去，便是药尔。如饥则食，食即药也；不饥则不食，不食即药也；渴则饮，饮即药也；不渴则不饮，不饮即药也；恶风知伤风，避风便是药；恶酒知伤酒，戒酒便是药。逸可治劳，静可治躁，处阴以却暑，就燠以胜寒，衰于精者寡以欲，耗于气者守以默，怯于神者绝以思，无非对病药也，人惟不自知也。"我们对于"药"的概念，似乎要改变一下了。食疗，是我们每天都在做的事情，一些小病，也许就在不知不觉中消弥于无形。

唐代大医孙思邈说过："夫为医者，当须先晓病源，知其所犯，以食治之，食疗不愈，然后命药。"就算生了病，也别急着打针吃药，或许，简单的食物搭配就能解决问题呢。

古代神医扁鹊也说过："安身之命，必资于食；救疾之速，必凭于药。不知食宜者，不足以存生也；不明药忌者，不能以除病也。"可见，在中医理论指导下，运用食物调理身体，古已有之。

《黄帝内经》说："是故圣人不治已病治未病，不治已乱治未乱，此之谓也。夫病已成而后药之，乱已成而后治之，譬如渴而穿井，斗而铸锥。不亦晚乎？""治未病"，一直以来都是中医的最高理想和境界。要想"治未病"，就要让一般人了解一些人体的生理学，甚至病理学，学会一些简单的中医理论的应用，学会简单的分析判断，学会食物的性、色、味以及归经的道理，学会食物的搭配原理。一句话：学点中医营养学，才可能真正在生活中去调理自身。

　　而想做到这一点，让中医营养学真正帮到大家，让食疗调理得到普及，电台节目无疑是个受欢迎的、有效的方式。可是，电波一闪而过，而文字却可以不断翻阅，于是，有了现在的这本书。

　　走进中医营养学恢宏的殿堂，徜徉在既熟悉又陌生的食物之间，大家都会有特别的感慨："为什么以前就没有注意到这些呢?"我们到处寻求健康的"良方"，可是，"良方"就在我们的身边，关键是怎么活学活用。

　　在各方的支持鼓励和配合下，虽然挂一漏万，但还是不揣浅陋地把在电台做的一些节目变成了文字，并得以付之梨枣。请读者朋友们直言不讳地指出其中的错误和不妥之处，以期能把以后的节目做得更好，把更多的健康信息传递给大家，不胜感激!

许少雄

2016 年元旦于厦门

前言
PREFACE

　　在电台做了几年营养健康节目，还是有颇多感触的。原来只是很单纯地觉得，作为营养师，为周围一些人做了一些力所能及的保健工作，帮助他们不同程度地恢复了健康，维护了健康，有一些经验上的东西，希望能跟更多的人分享。没想到，几年的节目做下来，却得到了超乎预料的反响，很多人听过节目，打电话到电台询问节目嘉宾的联系方式，很多人意犹未尽，希望能听到更系统的节目内容。由此可见，大部分的人已经对健康有了更高的意识，希望得到更多的实用知识，来帮助自己、帮助家人维护健康。这让我们感到由衷的欣慰，这些年的节目没有白做！

　　于是，有朋友建议，何不把节目的录音整理成文字，把这些聊天式的节目内容，用书面的方式呈现给人们，以帮助更多的人获得营养健康信息。有了这个提议，也便有了新的目标。在节目主持人佳睿女士的大力支持下，在家人、同事、朋友的协助下，开始动手整理这些录音。可是，整理并不是简单的誊抄，在整理的过程中才发现，当时的一些讲解做得过于理论化了，有些评论过于浅表了，有些观点过于随意了。所以在整理过程中只好重新进行处理，并加进不少在平时帮助人们调理身体的时候经常用到的方法，以期提高这些文字的知识性和可读性。

在多数人的心目中，营养学应该是讲蛋白质、维生素、矿物质的，但我们在节目中谈到的营养学，更多的是中医营养学，所以本书的第一部分内容是让大家了解，什么是"中医理论框架下的营养学"，我们更多地从食物的性、色、味方面，跟大家谈食物的功效以及搭配原则。民以食为天，我们的一日三餐，在春、夏、长夏、秋、冬，季节的更替变化中，应该有什么样的变化呢？这就是本书的第二部分内容：舌尖上的五季，提醒大家尽可能地吃应季的食物。健康，来自于身体的阴阳平衡，气血充盈通畅，可是，一旦讲起阴阳五行，总是让人觉得玄之又玄，阴阳五行理论实用吗？本书的第三部分试图用通俗的语言，让大家了解，阴阳五行理论就在我们的日常生活中，就在我们的日常饮食中。

广播节目还在进行中。这是整理出来的第一部分内容，如果能对读者有所帮助，将给予我们更大的动力，对后面的录音加紧整理。后面的内容还将涉及脏腑的整体调理、不同体质的饮食习惯和生活方式的调整、不同人群的日常关注，等等。

预祝各位读者朋友活用这些知识，健康长寿！这是我们最大的心愿。

目 录
PREFACE

重新发现中医营养学 ……………………………………………… （1）

第一章 中医理论框架下的营养学 ……………………… （3）

第一节 营养学不仅仅是维生素矿物质 ……………… （4）

第二节 学习现代知识，更需回归传统 ……………… （11）

第三节 神农尝百草，也尝百果百菜 ………………… （23）

第四节 万物生长靠太阳 ……………………………… （46）

第五节 一方水土养一方人 …………………………… （64）

第六节 食物中见性色味 ……………………………… （81）

第二章 舌尖上的五季 …………………………………… （100）

第一节 春暖花开觅食踪 ……………………………… （101）

第二节 盛夏更应防受寒 ……………………………… （113）

第三节 金秋时节的食材 ……………………………… （129）

第四节 冬令不可全是补 ……………………………… （151）

第五节 一年中的第五季 ……………………………… （164）

第六节 春夏养阳秋冬养阴 …………………………… （181）

第三章 食物中的阴阳五行 ……………………………… （195）

第一节 万事万物都分阴阳 …………………………… （196）

第二节　构成宇宙万物的五个基本元素 …………………… (210)

第三节　日常生活中的阴阳五行 ………………………… (227)

第四节　饮食也讲阴阳五行 ……………………………… (239)

第五节　子虚补母，母实泄子 …………………………… (253)

第六节　物无美恶，过则为灾 …………………………… (265)

跋 ……………………………………………………………… (277)

重新发现中医营养学

佳睿 各位收音机前的听众朋友们，大家好！我是主持人佳睿，欢迎收听厦门经济交通广播，下面我们进入《营养美食家》节目。从今天开始，我们请来的嘉宾是国家一级营养师、食疗调理师许少雄先生，我们先请他做一个自我介绍，在以后的时间里，我们将请许老师循序渐进地为我们比较全面地做营养美食和健康关系的分析。许老师，你好！

许少雄 佳睿好！听众朋友们，大家好！我来自厦门八方向健健康管理公司，主要工作是慢性疾病、亚健康状态的饮食调理和生活方式的调整指导，还有就是重大疾病治疗后的康复调理，也就是我们通常所说的食疗，当然，更多的是我们健康人群的饮食调养。很高兴有机会到厦门经济交通广播来跟大家做关于营养美食方面的交流，在今后很长的一段时间里我将和主持人以及各位听众朋友一起讨论有关饮食和健康的话题。

我专职从事这个行业算起来有十几年的时间了，刚开始的时候在我们国内还很少听说有营养师、营养学的概念，包括现在，还有很多人对营养师这个职业感觉很陌生。营养师是做什么的？配菜谱的？经常告诉我们这个不能吃那个也不能吃的？在我们的节目开始以后，大家慢慢就会改变这样一些看法了，我们会用很多的事实来告诉大家，营养师能做些什么。

佳睿 在国外，营养师是很普遍的。

许少雄 是的，在发达国家，营养师这个职业已经很普及了，人们的日常生活、健康维护已经很难离开营养师了。简单地说，营养师的一部分工作内容，就相当于古代的食疗医生，能帮助大家未雨绸缪，预防疾病的发生，以及对于慢性、非传染性疾病进行饮食和生活方式的干预，控制和改善身体状况，从根本上解决健康问题。

佳睿 太好了！我们《营养美食家》这个节目的听众特别多，大家都很关注饮食健康、营养美食的话题。

许少雄 是的，现在大家的生活条件好了，都希望能让生命质量更高一些，生活品质更好一些，生命长度更长一些，所以对于这些话题格外关注。

第一章

中医理论框架下的营养学

第一节 营养学不仅仅是维生素矿物质

佳睿 许老师，能不能先给大家介绍一下你的营养学的概念？

许少雄 好的。营养学其实有两大块内容，其中之一是大家都比较熟悉的西方营养学，西方营养学研究的课题是什么呢？就是食物里面所包含的营养素，有七大类，包括蛋白质、碳水化合物、脂肪、水、维生素、矿物质、纤维素，以及这些营养素对身体的影响是什么，缺乏某些营养素，身体会出现什么样的问题。

佳睿 也就是说，我们通常所说的营养学，指的是西方营养学？

许少雄 是的。这是大部分人比较了解的，但这只是营养学的一部分，或者说一个分支，是舶来品，基于西医学理论发展起来的营养学。但营养学还有另外一部分，可能很多人还不太了解，我们称之为中医营养学。

佳睿 哦，中医营养学，那就是咱们传统的了？

许少雄 对，是咱们祖国传统医学里面的一部分。那么，中医营养学研究什么呢？研究的是食物里面的性、色、味、归经以及对身体的影响。性、色、味也就是我们通常所说的四性五色五味，现在四性也都说成是五性了，具体地说就是食物本身所具有的五种特性——温、凉、平、寒、热；五色——绿、红、黄、白、黑；而五味——酸、苦、甘、辛、咸。

佳睿 哦，这样子啊。

许少雄 是。这些是各种食物本身所特有的性质，这些性质跟身体的五脏六腑有着直接的关系。

佳睿 也就是说，中医和西医是从各自不同的角度来对食物进行了解的。而我们接下来将从各个方面来对食物做更全面的分析和诠释。

许少雄 对。不管是中医营养学，还是西方营养学，都各自成为一个体系，中医营养学可能更宏观一些，而西方营养学则更微观一些。我发现，这两个系统如果作为互补的话，那么，整个营养学就是一个非常完美的学科了。

佳睿 这样的话，西方人可能就很难搞懂你这样揉在一起的营养学了，因为他们可能很难了解我们传统文化里面的阴阳五行这类思维方式。

许少雄 这也正是我们作为中国人的一个很大的优势。不过，其实，当代西方不缺乏有识之士，他们早就对神秘的东方文化深入研究，甚至有些西方人对中国传统文化的研究已经到了令我们汗颜的水平了。

佳睿 有道理。

许少雄 我们先来看一下西方营养学，你很容易发现这个体系中的一些不完善的地方。比如鸡和鸭，从它们所含的营养素来分析，不管是蛋白质、脂肪，还是维生素、矿物质等，其实含量都差不多的，那么，从这个意义上来说，鸡和鸭是可以互相替代的。但是从中医营养学的角度看，鸡是温热性的食物，而鸭则是寒凉性的食物，是完全不可以互相替代的。对于寒性体质的人来说，吃鸡比吃鸭更好些，而对于燥热体质的人来说，吃鸭则比吃鸡更合适。我们中国人吃鸡怎么吃——白斩鸡，或者炖鸡汤；而鸭子呢——我们有北京烤鸭、厦门姜母鸭。我们会用不同的烹饪方式来平衡食物的寒热性质。我们很少会去烤鸡的。

佳睿 为什么？

许少雄 西方人不了解中医营养学，所以他们会吃烤鸡，了解中医营养学以后，你就会发现，鸡烤来吃，热上加热，无异于火上浇油，是比较不科学的。

佳睿 对对对，所以咱们《营养美食家》节目就是更全面地分析食物，让大家吃得更合理、更健康。

许少雄 没错。刚才我们也说到五味，就是酸苦甘辛咸，现在通常说成酸甜苦辣咸。根据中医学理论，我们的祖先经过几千年的实践、观察、研究发现，五种味道对身体的脏腑有不同的影响。

佳睿 在不同的季节，对不同味道食物的摄取，有不同的要求，对吧？

许少雄 对。比如说酸味入肝，酸味的食物，对肝脏有一个补益的作用，但是过量摄取了，可能会适得其反。春天属木，应肝，所以在春天里肝气会很旺盛，这时候我们应该少吃酸味的食物。肝气很旺盛的时候，反过来会克制脾的功能，因为脾属土，木克土，所以这时候我们要适当多吃点甘、淡味的食物，但又不能吃过甜的食物，因为过甜又伤脾。

佳睿 这听起来就非常有趣，很辩证地看问题。看来，从中医营养学的角度来研究我们的食物，会有另外的一种收获。你刚才说到酸味入肝经，那在咱们"营养美食家"节目当中，我们也会谈到中医学里面的经络、穴位，以及从更多方面对我们的身体做全面的了解吗？

许少雄 是的。中医经络学里面有人体的十二正经，有奇经八脉，经络是人体中的"气"运行的路线，在活体中存在，人死去以后，经络就消失了。据说古代失传的医书里面还有专门篇章论述人体有七十二经脉，有人在之后的一些医书里看到了一鳞半爪。

佳睿 哇，太神奇了！那岂不是说，通过我们的节目，听众们就可以对这么多的知识能有一个更全面的了解呢？这可得看你的了。

许少雄 我尽力吧。中医理论有时候听起来比较不容易理解，我们尽量用现代的语言，把这些理论掰开来，揉碎了，一步一步，循序渐进，结合在每期具体谈论食物、菜肴的节目当中，让听众朋友们简单明了地了解这些知识。

佳睿 好。其实说到营养，我们最初的感觉很简单，就是我们吃这些食物，对我们有些什么好处。比如大豆，它里面有些什么样的营养成分，我们应该怎么吃大豆才能更好地吸收营养，大豆跟什么食物搭配更合理科学，能让我们的身体更健康一些。现在看来还可以更进一步了。我们慢慢地由浅入深，时间长了，我们的听众朋友也都可以成为营养师了。

许少雄 太对了。我们平时一直在推广一个理念，就是每个家庭至少要有一个人成为营养师。为什么呢？你也看到了，现在的饮食确实出现了很多的问题，包括食品安全的问题，大量食品添加剂问题，搭配合不合理的问题，各种食物的选择是不是符合季节特点，适不适合人的体质状况，这些问题至少得有个人把关。我们不说这个人得有多专业，但至少得初通、略懂，那这一家人的健康就会比较有保障。

佳睿　好，听众朋友们你们听到了吗？我们一家人至少得有一个人懂营养学，这样，你的家庭才会更健康幸福。

许少雄　是的，至少要比其他的人更不容易生病。

佳睿　还有，就是一个好的饮食习惯，对你的下一代也会有积极的影响。

许少雄　影响是很深远的。

佳睿　对于一个家庭来说，家庭主妇更应该懂，毕竟，家庭主妇买菜做饭的机会可能更多一些。对吧？

许少雄　对。说到买菜，在这里给大家一个建议，任何一个家庭，里面的每一个成员都应该轮流去买菜。

佳睿　为什么？

许少雄　这里有个道理，你会发现，如果专门一个人买菜，你家餐桌上的菜肴基本上不会有太大的变化。

佳睿　哦……

许少雄　因为买菜的人总是按照自己的思维习惯和行为准则去挑选食物。

佳睿　按照她的口味来挑。

许少雄　按照自己的喜好或者迎合某个家人的口味来进行挑选。

那么你就会发现，有些菜是她长期不买的，看都不会多看一眼，而有些菜则是经常或总是买的，习惯的力量是非常巨大的。

佳睿 因为她爱吃，或者她觉得这菜好。

许少雄 所以我们经常问一些人：你有没有挑食？有没有偏食？其实从买菜开始这个问题就已经存在了，而很多人还觉得自己从来不挑呢。

佳睿 那就是说，这周如果妈妈买的菜多一点，接下来就该爸爸买多一点了，还可以带着孩子一起去菜市场，一起来选择。每个人选一些，这样餐桌就更丰富了。嗯，这个有道理，这是我原来没有想到的。营养师就是营养师啊，大家记得，如果家里的其他人不愿意去买菜，就把营养师的话请出来，让他乖乖去买菜。

许少雄 你刚才说到带着孩子去买菜，这是个好主意。其实这是对孩子进行营养健康教育的一个特别好的时机。很多家长经常纠结孩子的吃饭问题，如果平时动一下脑筋，很多问题就会迎刃而解。带孩子去买菜可能会很好地解决孩子不愿意吃饭的问题。

佳睿 是的，很多东西不说不知道。

许少雄 可能还有一个误区，就是很多人会认为有些东西看起来不太好，所以就不要吃了，而有些东西看起来挺好的，而且最近听了一些宣传，看了一个养生节目，主讲嘉宾说这个东西特别好，所以就多买些，多吃些吧。

佳睿 难道不对吗？

许少雄 其实中医营养学里面有个理念非常好，叫"物无美恶，过辄为灾"。这是说，这个世界上根本没有任何东西是绝对好的，也没有任何东西是绝对不好的，但是过量了，一定不好，还可能带来灾难性的后果，不管这东西有多昂贵，有多少专家论证了它的好处。

佳睿　过犹不及，成灾了就不好了。以前我们在做节目的时候，当嘉宾讲到茄子的时候，大家就去大量买茄子，讲白菜就买白菜，好像感觉这个有营养，那个有营养，其实，所有食物都有营养。

许少雄　只要它存在，就有它的道理，重要的是咱们要根据自己的体质状况去选择，还有就是根据季节的变化来选择，这样你会发现，出现在我们餐桌上的食物是丰富多彩的。

佳睿　好的，希望大家能有一个营养方面的概念和理念，不要只挑喜欢的，鱼肉豆蛋奶，四时鲜蔬果，今天到这几个摊位买，明儿转转另外的摊位，这样你的家人才真正有营养健康的保证。

许少雄　把这当作是个生活常识去做，慢慢就养成习惯了。

佳睿　在我们的节目开篇的时候，许少雄老师对营养学的一些阐述，我想已经让很多听众朋友心悦诚服了，大家一定要记得，以后在买菜的时候尽量什么都买一点，全面地摄取，才会对健康有更好的帮助。

第二节 学习现代知识，更需回归传统

佳睿 以前我们的节目里讲的基本都是西方营养学的内容，你一来，就给我们带来了很多新鲜的内容。但也有可能因此给我们的听众带来一定的难度了，因为讲中医营养学，必然会带进很多中医学的理论，多数人平时比较少接触这些，而且其中还有很多是古文的。

许少雄 中医学为什么难学，其中有个很重要的原因，就是必须有比较好的古文功底、国学功底。中医不单纯是医学，它是文化，也是哲学，所谓"医者意也"。你看古代的读书人，大都也会医术的，不管是王安石、苏东坡，还是范仲淹、陆游，甚至科学家沈括，都懂得岐黄之术。只要了解我们的传统文化，听懂中医营养学一点问题没有。

佳睿 毕竟通五经贯六艺的事情对于现代人来说是有点苛求了。

许少雄 问题在于，我们从小学的更多的是自然科学，所以理解关于维生素、矿物质、蛋白质之类的知识比较容易，因为这是同一个思想体系里面的内容，而一下子跳转到传统文化体系中，确实会有点吃力。但是，没有关系，我们是中国人，我们的文化基因里面本来就承载着五千年的文明，只要多学、多听、多看，用不了多久，就全明白了。

佳睿 我们前面讲到的一些内容，确实让我有种重回课堂的感觉。

许少雄 我发现，不管是古代的中医营养学，还是现代的西方营养学，其实在一些大的方向上，是相通的。你看我们国家以西方营养学为基础理论设立的营养学会，对饮食的标准规范，也就是《中国居民膳食指南》里面告诉我们的，我们到底应该怎么吃饭呢？每天我们吃的食物必须包含五大类、五种颜色、超过二十种以上的食物。这和中医营养学里面的基本饮食标准是一致的。

佳睿 哇，吃二十种以上的食物？每天吗？

许少雄 每天。同时还必须是荤素搭配、干湿搭配、粗细搭配，等等。

佳睿 对于一般人来说，这很难做到吧？

许少雄 如果你真的有心关注健康，是很容易做到的。

佳睿 你能做到吗？

许少雄 事实上，用不了一天，我们甚至一餐就能吃到二十种食物了。

佳睿 怎么做到的呢？

许少雄 你看，我们可以做一个五色菜，也就是绿红黄白黑五种颜色的菜，加上葱姜蒜，再加一点肉片、猪肝什么的，很可能这一道菜就有八九种的食材了，我们不会只做一道菜吧？我们可以再做一个荤菜、一个素菜、一个五色汤或者药膳汤，然后做个二米饭，三菜一汤一米饭而已，可能已经超过二十种食材了。

佳睿 对啊，还有水果，还有零食什么的。

许少雄 从中医营养学的角度看，有几句话非常经典。这是我们的中医学和中医养生学著作《黄帝内经》里面的经文："五谷为养，五畜为益，五果为助，五菜为充，气味合而服之，以补精益气。"这几句经文的含义和营养学会所推荐的饮食原则是基本一样的。

佳睿 是一样的理念。

许少雄 大家不谋而合地认为，食物应该广泛地摄取，均衡地饮食。回过头来我们说一下五大类食物。大家可以看一下刚才提到的《中国居民膳食指南》，里面有个膳食宝塔。

佳睿 那个像金字塔一样的宝塔？

许少雄 对，那里面把我们一天要吃的食物都简单明了地列出来了。

佳睿 宝塔最底下的就是我们的主食，米饭、馒头、五谷杂粮等。

许少雄 对，这些是我们每天需要吃到最多的那部分食物。

佳睿 主食就是主要的食物的意思。

许少雄 中医学认为，五谷养五脏，是非常滋养人的。

佳睿 可是五谷吃太多了，是不是会引发现在常见的各种富贵病，比如肥胖症、糖尿病之类的问题？西方人好像对谷类食物摄取不多，不像咱们东方人，以谷类为主食。

许少雄 很多人认为西方人以肉食为主，这不准确。其实西方人还以麦为主食，他们的面包就是主食，而麦也是五谷之一。现在确实有种说法，就是谷物吃多了，会导致很多健康问题，其实问题不在谷物，而在于我们现在吃的谷物加工得太精致了。为了追求口感，我们把谷物的"外衣"，也就是糠，去掉以后，还要把它的"内衣"也一起剥了，特别是胚芽也被拿掉了，这样就导致了谷物本身的营养不平衡，我们吃到的只是精制后的单纯的碳水化合物，而谷物里面本来应该有的纤维素、维生素、矿物质大部分都被去掉了。吃了过多精制的碳水化合物，又吃较多的荤菜，加上现代人缺少体力活动，又懒得运动，热量没有被消耗掉，就堆积在身体里面，自动转化成脂肪了。从中医学的角度看，就是食积生痰化火了。脂肪在中医学里也被称为"痰"，它的性质和痰很像，都是白色的，黏乎乎的。在这一点上，中医营养学和西方营养学的看法是相似的。

佳睿 原来是这样，罪不在谷物本身，而是加工的问题。

许少雄 还有一个问题，就是刚才说到的谷物的胚芽，也就是播种以后能长出芽的部位，蕴藏着多么强的生命力呀，结果，在加工的时候被拿掉了。我认为，我们吃食物，除了大家所了解的蛋白质、脂肪、维生素等营养素以外，我们真正吃的是食物在天地间成长过程中所吸收到的天地精华之气，不管是植物还是动物都一样，这才是真正能营养我们身体的物质。因为我们的机体本身也是由"气"组成的，所谓"人得天地之全气，物得天地之偏气"。谷物的胚芽被拿掉后，我们吃的谷物就几乎是"废物"了，这就是西方营养学中所说的"纯碳水化合物"，没营养了。

佳睿 关于"气"这个概念，确实不容易被理解，因为这是看不见摸不着的东西。

许少雄 现代物理学已经发展到量子物理学，对于"气"的概念似乎可以解释了。其实所有的物质都是气的聚合体，只是密度的不同导致了形态各异。我们知道所有物质，包括人的细胞，都是由分子构成的，而分子由原子构成，原子再细分就是电子、质子、中子等，再往下分，就是夸克了，而让人惊奇的是，夸克再往下分，似乎物质消失了。也就是说，我们所"看"到的物质，其实是"空"的，这和佛家"万物皆空"的理念是一致的，道家所说的"无"的概念也类似。其实，"气"和现代的"能量"是比较接近的概念。根据爱因斯坦的相对论，$E = MC^2$，质量和能量是可以相互转换的，我认为物质消失，只能说转换成了以能量形式存在。我们现在的科技，可以把质量转换成能量，比如木头燃烧变成光和热，但还比较困难把能量转换成质量。传统的哲学用"气"来描述世间万物的最初形态，中医学则沿用了"气"的概念。

佳睿 你这么一解释，让人觉得踏实了，不会有那种"玄之又玄"的感觉了。

许少雄 主要是大家接触得少，深入了解的就更少了，所以从表面上看自然是摸不着头脑的。我经常开玩笑：我一说"外国话"，大家全听懂，我一说"中国话"，大家都懵了。"中国话""外国话"说的不是语言，而是内容。西方的东西要学，鲁迅先生也说过要"拿来主义"，但我们自己的东西更要学，因为这些东西才能真正让我们安身立命，让我们的身体"长治久安"。

佳睿 你刚才说的"人得天地之全气，物得天地之偏气"，我好像有点明白了。

许少雄 人生天地之间，所得到的天地之气是最完整的，因此造就了人类是最聪明、最有智慧的生物。而其他的动物、植物乃至于矿物，得到的都是偏气，因此带有一定的偏性，而这种偏性，正好能够纠正人体的偏差。我们所吃的食物，因为带有偏性，对人体的影响是很大的。

佳睿　膳食宝塔第二层是什么？

许少雄　上面一层是蔬菜水果，膳食指南要求我们，每天吃到的水果要有 3 种以上，总量要达到 200～400 克；蔬菜要 5 种以上，总量要达到 300～500 克。

佳睿　这么多，能吃得下去吗？

许少雄　关键是有没有这个需要。水果大都是寒凉性质的，特别是香蕉、西瓜、猕猴桃、山竹、香瓜、火龙果、柿子等。燥热型体质的人可以多吃一点寒凉性水果，在暑气重的日子里也可以适当多吃一点寒凉性水果，但对于一般的人，特别是女性，就只能适可而止了。所以强调品种要多，这样，单一水果的摄入量就不至于太多了。食物的偏性能纠正人体的偏差，但同样的，食物的偏性也能导致人体机能的偏差。

佳睿　所以你并不赞同吃太多的水果？

许少雄　如果是平性或温热性的水果，是可以正常吃的，比如柑橘类、苹果、樱桃、葡萄、莲雾、桃子、李子等，但寒凉性的就要注意了。蔬菜中也有很多是寒凉性的，比如苦瓜、荸荠、茭白、空心菜、白萝卜、竹笋、莲藕等。炒菜的时候尽可能放些葱姜蒜或者辣椒搭配就会比较合理。我观察到别看全球气候变暖，但大多数人的身体正在变得虚寒，基础体温全面下降。

佳睿　是什么原因呢？

许少雄　我们平时接触寒凉性的东西太多了。空调、冰箱的大量使用，丰盛的水果，生冷海鲜的普遍食用，追求时尚而使身体过多的暴露，各种饮料的盛行，……不一而足，这些都是重要原因。

佳睿　听起来就很可怕，这些都是实实在在地存在于每天的生活当中的。

许少雄　宝塔再上面一层是备受关注的肉类和水产类食物。目前，多数的人除了因为某些特别原因而选择吃素食外，是无肉不欢的。

佳睿　我记得在困难时期，肉类都是凭票供应的，想吃到一块肉不容易。现在，想吃什么肉都有地方买，菜市场、各种超市，琳琅满目。

许少雄　也许是我们太不容易忘却旧事了，对于吃不饱饭的日子还记忆犹新，也许是肉类食物特别诱人，也许还有其他原因。《水浒传》里面的众英雄"大块吃肉，大碗喝酒"的情景一直根植在人们的心中，文化的影响也许更大。《黄帝内经》说"五畜为益"，肉类食物可以给我们带来补益作用，而且是很明显的作用。在民间，身体虚弱了，一场大病之后，人们往往会用肉类来补补身子。所以，在人们的潜意识里面，肉类是好东西，加上以前的肉类得之不易，所以突然有很多肉可以吃了，就存在过度消费肉类的情况。

佳睿　现在的肉类很让人不放心。

许少雄　正因为有前面我们所分析的原因，人们对肉类的需求导致了肉类生产的大量投入，加上所谓科技的发展，为了追求产量，无所不用其极，制造了大量不适合人食用的肉类食物。不法商贩在饲料中添加生长激素、避孕药、瘦肉精、抗生素等等。事实上，如果只被利益所驱动，人类就会逐步毁灭自己。

佳睿 你对科技的发展好像颇有微词？

许少雄 那要看什么科技，更要看我们怎么运用科技了。我们经常说，"水能载舟，亦能覆舟"。科技的发展，让我们更好地了解自然，解开更多的奥秘，同时提高劳动生产率，并给我们的生活带来便利，这是科技积极的一面。但科技的无限制的发展，不断制造和挑逗着人们无穷的欲望，我认为这种科技，完全没有人文的理念在里面，对我们的健康是一种极大的威胁。中国古代不是没有科技，鲁班发明了一系列的机关，诸葛亮发明了木牛流马，但他们都想了一些办法，以免这些工具落在不法分子手中。我们传统的哲学体系中有个很重要的理念，就是中庸，不偏不倚。

佳睿 这个话题太大了。

许少雄 是啊，我们还是说回膳食宝塔吧。肉类食物再上去一层就是奶类食物，包括牛奶、羊奶等各种奶制品。最近有朋友告诉我，他正在卖马奶，甚至有人在卖驴奶、骆驼奶。

佳睿 这年头，只要有概念，有噱头，都会有人去炒作。

许少雄 我们经常说因地制宜。食物也一样，就地取材，一方水土养一方人，虽然现在的物流系统异常发达，产品流通易如反掌，但我们同样不能滥用，特别是食物，少量尝尝异地食物无可非议，但整天吃着"舶来品",同样会给健康造成不良影响的。

佳睿 奶类的安全问题更让人头疼。

许少雄 我们已经很难找到真正意义上的放心奶了,除非自己养奶牛,自己挤奶。

佳睿 可是奶牛吃的草和饲料、喝的水、呼吸的空气也都有问题啊!

许少雄 所以说很难有真正意义上的纯牛奶了。从均衡营养的角度看,适当喝点奶是必需的,每个人还是根据自己的体质状况和需要而定吧。膳食宝塔的最上面一层是油和盐,这是我们每天必需的,但需要量又是最少的。根据营养学会的推荐,正常成年人每天食盐的用量是6克左右,必须包含深加工食物中所含的盐;油的用量是25克左右,但必须包含动植物食物中的油脂,这才是合理的。身体存在各种慢性问题的人要根据实际情况加减。

佳睿 这样的食物看起来就很清淡了。

许少雄 许多慢性疾病和油、盐过量摄入有很大的关系,特别是"三高"人群。

佳睿 世界上有好几种饮食模式,因此造就了各种不同的民族性格?

许少雄 是这样的,由于食物的结构比例不同,产生了不同的饮食模式。世界上有四大饮食模式,一种就是以面包、肉类为主的欧美饮食模式,这种模式造就的民族高大威猛,很凶悍,很有攻击性,你看当时的八国联军,你看现在的世界警察,就很能说明问题。

佳睿 那东方人呢？

许少雄 东方人以中国人为代表，是个以谷类为主食的民族，这样就养成了这个民族比较温和的性格，以及具有很强的忍耐力。

佳睿 龙马精神，任劳任怨，坚忍不拔。

许少雄 另外一种是日本的饮食模式，日本虽然也是东方民族，但日本人的饮食形成了另外的风格。日本人谷类和肉类是各半的，这样的民族很特别，既有很强的忍耐力，又有很强的攻击力。日本忍者是很奇特的，日本人的武士道也非常有名。

佳睿 他们的海鲜类也摄取得比较多，毕竟日本四面是海。

许少雄 还有一种是地中海饮食模式，这是泛指希腊、西班牙、法国和意大利南部这些处于地中海沿岸各国，他们形成了以蔬菜、水果、鱼类、五谷杂粮、豆类和橄榄油为主的饮食模式，他们的饮食还有一个特点就是品种多，数量少。你吃过所谓的法国大餐吧？折腾半天，三四道菜，还得吃好几个小时，我觉得他们吃饭的主要乐趣更多的是在边吃边聊，而不仅仅是吃饭。这种模式造就了浪漫的民族性格，所以你看这一带的人大都开朗乐观，富有浪漫气息。这种浪漫，包括了优雅、活泼、大方、情趣、幽默、睿智、性感等。

佳睿 这么多的内涵，是你定义的吗？

许少雄 每个人对浪漫的定义还是有所不同的。重要的是，这种饮食一般还不至于暴食暴饮，所以被认为可以减少患心脏病的风险，还可以保护大脑血管免受损伤，同时降低发生中风的风险，还能增强记忆力呢！

佳睿 不是说很多海鲜类的食物都含有 DHA（二十二碳六烯酸），能保护大脑，增强记忆力吗？地中海饮食模式中也有很多的海鲜类食物呀！

许少雄 专业！所以说别小看食物，它还能影响或者塑造人的性格。

佳睿 很少听到这样的说法。对营养和食物的了解还真的很有趣。

许少雄 食物对人体的影响非常大，比如心情郁闷的时候，吃两根香蕉，心情很快就好起来了，头脑不清晰的时候，喝杯葡萄柚榨的汁，很快就会变得神清气爽。所以食物对人的性格，对人的情绪都有影响。

佳睿 有道理，有些食物确实能使人心情愉悦。看来了解营养学，还能更多地了解人的性格以及性格的形成。

许少雄 再比如说学生考试前会感到压力很大，焦虑不安，很多人在工作中也会碰到压力大的情况，如果你懂得食物的作用，就可以选择一些能让心情放松、能缓解压力的食物来吃，就能达到很好的效果了。

佳睿 比如说呢？

许少雄 比如纯牛奶、酸奶、巧克力、虾米、浮小麦等，这类食物很好。我们谈了很多关于食物，关于饮食模式的话题。我想说的是，我们是中国人，我们应该回归传统的饮食模式，以谷类为主食，肉类、蔬果类、奶类食物为辅助，这对我们的健康有利。虽然现在的食物异常丰富，但我们不应该在几十年的时间里面把几千年的传统给改掉，事实证明，这种大跨度的改变已经导致很多疾病的出现，亡羊补牢，犹未晚矣。

佳睿 好，在以后我们的节目中再慢慢把这些知识逐步介绍给听众朋友们，先卖个小关子吧。许少雄老师在营养学方面的研究已经有很多年了，而且平时也一直在授课，为患者做临床调理，积累了非常多宝贵的实践经验。我们会一点一点地把这些奉献给大家，一定可以给我们的听众朋友带来很大的帮助。

许少雄 一定会"掏心掏肺掏肠子"的。

第三节　神农尝百草，也尝百果百菜

佳睿　神农尝百草，日遇七十余毒的故事，大家都耳熟能详，神农氏为后来的中草药发展奠定了基础，这让很多人对神农氏肃然起敬。

许少雄　是啊，但是大家可能只知其一，不知其二。其实，神农氏为我们中华民族所做的贡献是非常大的。神农氏看到鸟儿衔着植物的种子，忽然发现我们可以人工来种植作物的，因此而发明了农业，让人们能吃到更多的食物，所以他被称为"神农氏"。上古时代，人们生了病，没有医药，只能靠运气，挺过去的活了，挺不过去的就面临死亡的威胁了，神农为这事很发愁，想了很久，终于决定去品尝百草，定药性，为族人治病消灾，所以就有了《神农本草经》。在明清时代有一位大医生叫王履，写了一本书《医经溯洄集》，书里面有一章"神农尝百草"，王履认为，神农尝百草一说出自《淮南子》，但这种说法不科学。"夫神农立极之大圣也，悯生民之不能以无疾，故察夫物性之可以愈疾者，以贻后人，固不待乎物物必尝而始知也。苟待乎物物必尝而始知，则不足谓之生知之圣也。"王履认为，神农尝百草只是一个传说，只要我们了解神农氏悲天悯人的情怀而心生敬畏，这就足够了。不过，《神农本草经》实在是一部了不起的著作。

佳睿　接下来你不会想跟大家讲讲《神农本草经》吧？

许少雄　我想跟大家聊聊神农除了尝百草之外，其实还尝了百果、百菜。

佳睿　这个更贴近普通百姓家。

许少雄　我们先说菜。菜的本义是可供副食的植物，但是，现在已经泛指所有的菜品、菜肴了，比如我们常说菜单、下酒菜、素菜、荤菜、八大菜系等。在闽南话里面，菜一般还是特指植物性的菜，所以经常和"草"连在一起说，"草菜"。老人家经常要求孩子们"要多吃些草菜"，就是这个意思。

佳睿　哦，还有这种说法？在厦门生活这么多年了，把草和菜连在一起说，还真没有听过这样的说法呢！

许少雄　很多好东西就在民间呢。蔬菜大致可以分为叶菜类、根茎类、瓜茄类、十字花科类、菌菇类、菌藻类等几大类。

佳睿　怎么样科学合理地吃菜呢？听众朋友们都等急了。

许少雄　我们先从西方营养学的角度说起吧。一般情况下，深色蔬菜的胡萝卜素、维生素 B_2 和维生素 C 含量比浅色蔬菜要高一些，需要更多摄取水溶性维生素和胡萝卜素的人群可以适当多吃点这类的蔬菜。

佳睿　胡萝卜素我还比较熟悉，是制造维生素 A 的一种原材料吧？维生素 B_2 是什么呢？

许少雄　对，胡萝卜素叫维生素 A 原，可以根据需要转化成维生素 A 供人体使用，没有需要的时候就以胡萝卜素的形式储藏在身体里面备用，如果摄入过多的维生素 A 会引起中毒反应，而胡萝卜素则相对安全，不会引起中毒反应。而十字花科蔬菜含有比较丰富的植物化学物质，这些物质往往具有抗癌的作用，像甘蓝、菜花、卷心菜等。

佳睿 很多人一听到这个信息，直接的反应就是"我要多吃一些十字花科蔬菜"。

许少雄 这就是一个问题了，这也是西方营养学的一个不足之处，会产生不必要的误导。我们一再强调，食物平衡着吃，是最好的抗癌措施，而不是专门挑一些含有特殊物质的食物来吃。我们除了需要抗氧化，需要抗癌，我们更需要照顾到身体的方方面面，而不是着眼在单一的点上。我认为，我们学习的知识越专业，我们的思想所受到的禁锢就越严重。强烈呼吁各种专业人士们一定要抽空学习一点中国传统哲学，学学我们老祖宗留下的精神财富，这样，我们的视野会更开阔些，更宏观些，我们的身心也会更和谐一些，更健康一些，才不会一叶障目，不见泰山。

佳睿 这是一个很高的视角了。

许少雄 每个人的内心里都有这样的视角，只是被日常琐事遮蔽了。其实很多人也开始明白，现在很多领域的突破点，大都在各种学科的交叉点或结合点上，这也说明了同样的道理，视野要宏观开阔。不过，现在我们还得回来继续说说西方营养学，这毕竟也是花费了大量的人力物力才诞生出来的一门学问，有很多值得我们学习和借鉴的地方。只要我们学会取其精华就可以了。菌藻类食物大多含有蛋白质、多糖、胡萝卜素、铁、锌等物质，如香菇、木耳、紫菜，这里的多糖又是一个抗癌的物质了。

佳睿 大自然当中本来就十分奇妙，一物降一物，有肿瘤的产生，就有抗肿瘤的食物来化解它，这些食物本来就在我们的身边，不需要满世界去找。如果你发现有人在鼓吹吃某种物质可以完全杜绝肿瘤，这一定是商业运作。健康真的是"身、心、灵"全方位的。

许少雄 是这样的。我们每天都在吃各种各样的蔬菜，但我们不见得都知道怎么吃，甚至不知道怎么买，怎么洗，怎么做。比如大蒜，你觉得生吃好还是熟吃好？

佳睿 我觉得应该生吃比较好。

许少雄 从西方营养学的角度看，吃大蒜最重要的就是获取大蒜素，可是，大蒜里面并不含有大蒜素，而是以蒜氨酸和蒜氨酸酶的形式分开储存的，所以必须把大蒜捣烂，放置15分钟，让蒜氨酸和蒜氨酸酶产生化学反应，生成大蒜素。但是，大蒜素放在空气中45分钟以后就会被氧化而消失，所以吃大蒜必须在捣成蒜泥后15～45分钟内吃掉。

佳睿 原来是这样啊。

许少雄 从中医营养学的角度看，大蒜味辛性温，归脾胃和肺经，能温中开胃消食，止咳祛痰，行气通窍，消肿解毒，驱虫和解蟹毒。不管什么时候吃都是好的。事实证明，以前的人吃大蒜都是比较随意的，要么生吃，剥开来就吃，要么拿来炒菜，要么拿来做煲，效果都还不错。

佳睿 以前确实没有分析仪器，也就随意一些，可能会有些浪费吧，不过，千百年来我们中华民族都这么吃，也挺好的。

许少雄 从西方营养学的角度看，你觉得西红柿生吃好还是熟吃好？

佳睿 这是个让人纠结的问题，还真不好回答。

许少雄 正确答案是生吃很好，熟吃也很好。

佳睿 哈哈，你这是玩脑筋急转弯啊。

许少雄 但这是西方营养学的说法，生吃可以吃到更多的水溶性维生素，比如 B 族维生素和维生素 C，熟吃则可以摄取更多的脂溶性维生素。比如胡萝卜素、番茄红素等，还有一点花青素。

佳睿 鱼和熊掌都想要，就一天吃生的，一天吃熟的。

许少雄 太有悟性了。从中医营养学角度看，西红柿味酸甘、性微寒，入心、肺、胃经，有生津止渴、健胃消食、清热解毒、凉血平肝的功效。至于选择生吃还是熟吃好，则要看各人的体质而定，平和体质的人怎么吃都没问题，脾胃偏虚寒的人则不建议生食。对于一些特别的人群，或者处在特殊状态下的人群，西红柿非常的好，比如：疾病导致的发热、口渴、食欲不振、习惯性牙龈出血、贫血、头晕、心悸、高血压、急慢性肝炎、急慢性肾炎、夜盲和近视眼的人；而对于急性肠炎、细菌痢疾及溃疡活动期病人就不合适了。顺便说一下，如果番茄下部长得不是圆形，而是很尖，一般就是过分使用激素所致，尽量不要选购。（第 290 页）

佳睿 这种形状的西红柿还真的经常看到，还有很多小西红柿，好像更多的是长这个样子的，大家都听到了吗？尽量不要选购这样的西红柿。

许少雄　关于蔬菜和水果，种植过程中过度使用农药化肥和生长激素是个很严重的问题，已经产生了严重的食品安全问题了，但这是我们无法控制的。我想说的是另外一个问题，就是大棚种植、反季节的问题。很多人买菜已经懂得注意是否无公害、绿色，甚至有机，却经常忽略是否反季节，这同样是个严重的问题。

佳睿　这难道比农药残留、催生催熟剂还要可怕？

许少雄　从中医营养学的角度看是一样的可怕。《黄帝内经》里面有句话："根于中者命曰神机，神去则机息；根于外者命曰气立，气止则化绝"。

佳睿　这让人听起来有点莫测高深了，能解释一下吗？

许少雄　必须的。这句话的意思是，在我们的身体里面，有一种特殊的机制，由主宰我们生命的精神力量所掌管，这种精神力量一旦消失，我们生命的机能也就停止了。这就是"神机"。讲"神机"，很容易被理解为迷信，所以很多人都尽可能地避而不谈。其实现在已经很清楚了，精神的力量是巨大的。你有没有见过有些老人家，在生命的最后时刻，只剩下一口气了，却好像还在等待着某个生命中非常重要的人的到来，直到那个人出现了，才咽下最后一口气。所以中医认为我们的生命是由"心神"主宰的，是有道理的。

佳睿　这个事情真的有见过发生，如果见不到那个人，真的会死不瞑目的。

许少雄　是这样的。后面一句话的意思是，在我们的身外的自然环境中，有种机制，叫做"气立"。我们都知道，一年有二十四节气，当某个节气到来的时候，自然环境就会出现相应的变化，比如立春以后，植物开始要发芽了，惊蛰一到，春雷炸响，一些动物就会从冬眠中醒来，开始走出洞穴寻觅食物。所以"气"一到，变化就开始了，这就是"气立"。而气一过，一停止，变化也跟着停止了。比如说秋天一到，树叶儿开始变黄，秋风一起，扑簌簌地掉落一地。这就是"气止而化绝"。

佳睿 这跟我们要说的蔬菜水果有什么关系？

许少雄 关系大了去了。蔬菜和水果都必须生长在特定的环境和特定的季节当中，这才叫天然。可是现在的科技水平，能够在一定的范围内，用一种人为的方式来改变季节特点，甚至改变气候特点，用这种方法来骗过植物，让它们在不该有的季节里还能茁壮成长，这就是我们现在大量食用的反季节食物。

佳睿 反季节的蔬菜水果对我们的健康肯定有很不好的影响的。

许少雄 是啊，万物生于天地之间，必须秉承天地正气而生，采天地日月精华而长，这就是我们经常所说的"钟灵毓秀"。我认为，人为制造的"气"是违反自然规律的气，可以称为"邪气"，植物得了这种邪气，而人又吃这种带有邪气的食物，我们经常开玩笑，人迟早也会变得"邪性"。其实，现在这么多的不正常的现象发生，已经在说明问题了。

佳睿 哈哈，真是这么回事。

许少雄 很多人跟我说，到市场去，根本不知道哪些是应季的，哪些是反季节的，我说，其实很简单，你不要在高峰期去买菜，一定要在市场没什么人的时候去，那时候摊位上的摊主们都没事干，你虚心向他们请教，哪些是应季的蔬菜水果，他们都会非常热心地告诉你的，多几次，你就可以懂很多了。

佳睿 真是个好办法，我发现你经常都会有些出人意料的好办法。

许少雄 这也是从生活中学来的。大家只要留个心，其实很多问题都可以迎刃而解的。现在我们来大概看一下，什么是应季蔬菜水果。春天的时候，当季的蔬菜有辣椒、青椒、彩椒、洋葱、花椰菜、甜豆、豌豆、芹菜、空心菜、莴苣、荠菜、油菜、菠菜、香椿、春笋、马兰头、瓠瓜、韭菜；而水果就应该选枇杷、香蕉、圣女果、释迦、青枣、甘蔗、草莓、番石榴、柑橘、桑葚、樱桃、莲雾。

佳睿 有这样一张表，大家买菜买水果就方便多了。那夏天呢？

许少雄 夏天当季的蔬菜有辣椒、丝瓜、苦瓜、冬瓜、菜豆、芦笋、茭白、洋葱、黄瓜、佛手瓜、南瓜、苋菜、龙须菜、地瓜叶、竹笋、生菜、西红柿、卷心菜、茄子；水果应该选草莓、莲雾、桃、李、西瓜、菠萝、芒果、柠檬、百香果、火龙果、杏、荔枝、猕猴桃、香蕉、椰子、樱桃。

佳睿 还有秋天呢？

许少雄 秋天当季的蔬菜有秋葵、菱角、莲藕、莲子、辣椒、栗子、冬瓜、四季豆（芸豆）、地瓜叶、豆角、山药、白菜、扁豆。水果应该选柚子、梨、柿子、木瓜、苹果、甘蔗、葡萄、火龙果、杨桃、番石榴、杏、橘子、红枣、山楂、核桃。

佳睿 冬天的蔬菜相对就比较少了吧？

许少雄 南方还好，北方就相对比较少了。冬天当季的蔬菜有卷心菜、大白菜、洋葱、花椰菜、胡萝卜、萝卜、甜豆、芹菜、菠菜、芥菜、莴苣；水果则应该选木瓜、香蕉、圣女果、柑橘、橙、青枣、甘蔗、草莓、番石榴、牛奶蕉、芦柑、无花果、百香果、黑提子、柠檬、菠萝、油梨、柚子、释迦。其实也不算少。

佳睿 好像有些是重叠的。

许少雄 是，有的会从一个季跨到下一个季，这不算反季节，只是一种延续。

佳睿 我们来给大家举几个具体做法、吃法的例子吧。

许少雄 好的，比如椒类蔬菜。为什么春天乃至夏天要适当吃些菜椒、辣椒呢？椒类蔬菜性温热味辛，入心肺脾经，能温中散寒，开胃消食，祛风除湿，提升阳气。《黄帝内经》说，圣人春夏养阳，秋冬养阴。春天的"气"一到，阳气开始正式升发。虽然说冬至一阳生，但那个阳气是非常稚嫩的，而且在"冬藏"的前提下，还没有真正升发出来。只有等春天的"气"到了，才能从封藏的状态中觉醒过来。所以春天里我们吃点椒类蔬菜对于阳气的升发能助一臂之力。（第289页）

佳睿 嗯，辣椒能助阳气升发。

许少雄 其次，"春气"一到，肝木的"气"开始活跃起来了，肝脏体阴用阳，在阳气升发的时候会显得特别活跃，当这种活跃超过了一定的限度时，就会压制脾土的功能了，这时就会出现食欲不佳、消化不良、胃脘不适等问题。而椒类蔬菜入脾经，能开胃消食，振奋脾胃功能，所以这个季节吃辣椒是个好时机。西方营养学认为，辣椒中含有辣椒碱，能刺激大脑神经发出信号，令食欲增加；辣椒碱能刺激体内生热系统，加快新陈代谢。从这一点上说，中西的看法是一致的。

佳睿 好，辣椒能提升脾胃的功能，增加食欲。现代人吃辣椒好像越来越厉害了。

许少雄 这跟另外一个问题有关。辛味能开能散，开是开郁，散是散结散风寒。现代人的生活压力、工作压力、经济压力、情感压力、思想压力，各种"亚力山大"，平时又不知道如何去排解，恶性循环，直到心力交瘁。吃点辣椒，能暂时地解肝郁，散开心中的郁结，促进肝的疏泄功能，未始不是一件好事。

佳睿 原来是这样的。难怪现在的川菜、湘菜能大行其道。

许少雄 椒类食物还有祛湿的作用。春季的空气相对湿度非常高，加上梅雨天气，再夹着春寒料峭，那种湿冷，那种黏腻，让人非常难受，而且湿气大对身体的负面影响非常大，所以春天要注意祛湿，吃点辣椒有时候能轻松解决问题。

佳睿 我注意到了，凡是吃辣椒比较厉害的地方，一般地势都比较低，湿气都比较大。

许少雄 完全正确。从西方营养学的角度看，辣椒还能提升机体的工作效率，因此能大量消耗身体的热能，直接减肥；辣椒碱会刺激内啡肽和血清素的产生，让人心情愉快。

佳睿 还有这么好的功效啊。

许少雄 比较不全面的一点是，西方营养学没有指出什么时候可以吃辣椒，什么时候不合适吃辣椒。

佳睿 所以你觉得西方营养学有些不足之处，对吧？有的辣椒很辣，有的辣椒完全不辣，评估这种辣的程度的，应该有个什么指标吧？

许少雄 这是个好问题，确实有这么一个指标，就是辣度，也叫史高维尔指标。史高维尔指标是这样定义的：将辣椒磨碎后，用糖水稀释，直到察觉不到辣味，这时候的稀释倍数就代表了辣椒的辣度。

佳睿 我们常见的几种辣椒的辣度分别是多少呢？

许少雄 如果我没记错的话，普通的菜椒，也就是甜椒，辣度大概在 5 以内，一般的干辣椒在 2000 以内，朝天椒就厉害了，辣度从 3 万到 28 万不等，如果你有幸吃到印度魔鬼椒，估计你会说不出话来的，因为它的辣度在 100 万以上。

佳睿 那能吃得下去吗？

许少雄 大千世界，无奇不有，也许有奇人能吃这种椒吧，不过我觉得作为工业原料倒比较合适。你知道世界上最辣的东西是什么吗？

佳睿 还真不知道呢。

许少雄 是催泪瓦斯，它的辣度都在 200 万以上。

佳睿 难怪只要稍微闻到一点点，就眼泪鼻涕一大把，还要咳得半死。

许少雄 你真闻过吗？

佳睿 没有，只是在电影里面看到过。

许少雄 辣味最神奇的地方在于，它不仅仅是一种味觉，还是一种触觉。

佳睿　怎么说呢？

许少雄　你把辣椒切开，在手背上擦一下试试，你会发现整个手背火辣辣地发烫。所以催泪瓦斯不用吃进去，你只要身体的任何部位接触到，都会觉得难受。

佳睿　原来是这样的。

许少雄　辣味食物在烹饪中的运用非常广泛，但厨师们必须很好地掌握这种运用。因为有一种说法，叫"一辣解百味"，很多食物本来的味道，被辛辣味一掩盖，就失去了它的真面目了。而我们经常说的"五味俱全"，意思是说，我们的食物如果能五味俱全，这个才是最有味道的，最令美食家们痴迷的，最能回味无穷的。

佳睿　我们的栏目叫《营养美食家》，一点都没有错啊。

许少雄　我们的食物如果很营养，但是味同嚼蜡，你还觉得有营养吗？反过来，我们的食物味道"美"极了，但仔细一品尝，全是调味品的味道，你愿意吃吗？所以说，营养和美食本来就是一体的。

佳睿　是这个理儿。跟大家讲些日常的蔬菜水果吧。

许少雄　很多蔬菜水果我们每天都在吃，但大家也只是吃，并没有深究吃了这些东西对身体有什么作用或者副作用。韭菜应该是大家最常吃的蔬菜之一了，有些人很喜欢，有些人又很怕它的特殊味道。

佳睿　韭菜到底对身体有什么作用呢？什么季节吃韭菜最好呢？

许少雄　韭菜能够温阳，有助于提升人体的阳气，这是比较多的人知道的，但韭菜还能够健胃，提神，止汗，这就不是很多人所了解的了，同时，韭菜还能够"清洗肠胃"，因此被称为"洗肠草"，这就更鲜为人知了。韭菜的叶子和种子可以作为药物使用，这从春秋战国时代起就有了，可以说是历史悠久。

佳睿 我只知道，韭菜包饺子非常好吃，韭菜炒鸡蛋也不错，但是，韭菜还有这么多的功效，真没听说过。

许少雄 韭菜煮虾面也非常不错啊，因为它有助阳气升发的作用，所以特别适合在春夏季节来吃。中医营养学认为，韭菜性温，味甘辛，入肝、肾、胃经，能补肾助阳，温中开胃，行气散瘀。我们说过，性温热的食物大部分都有补阳气的作用，在春夏期间吃韭菜，这正好符合春夏养阳的法则。韭菜是个多年生的植物，北方天气寒冷，到了大冬天就千里冰封万里雪飘的，几乎所有植物都枯干了，韭菜的根却没有干掉，也跟一些小动物一样进入冬眠，到了来年春天大地解冻后开始萌芽生发，带有很强大的生命力，用现在的话说，就是带有"正能量"，所以春天是吃韭菜的最好时机。(第293页)

佳睿 是不是男生比较适合吃补阳的食物呢？

许少雄 这是个好问题，因为有很多人问过我这个问题。很多人想象，男性属阳，所以应该多补阳，女性属阴，所以应该多滋阴。我们先要搞清楚一个问题，就是补阳和壮阳是两个概念。你刚才要表达的应该是"壮阳"的意思吧？

佳睿 是这个意思。大家一听到补阳，就很自然地想到应该是壮阳了。

许少雄 不管是男人也好，女性也罢，每一个人都有阴阳，这是事物的一体两面，是辩证统一的，没有阴就没有阳，没有阳也就不存在阴了。这就是中医学所说的"孤阴不生，独阳不长"，我们如果能做到"阴平阳秘"，身体就能非常健康了。"春夏养阳，秋冬养阴"指的是每一个人，而不是专指男性或女性而言。

佳睿 有点明白了。春天夏天来了，不管男人女人都要注意补足阳气，秋天冬天到了，大家都要注意滋阴，是这个意思吧？

许少雄 太对了！阴阳也是一种平衡，如果不平衡了，就会出现各种问题，如果长时间没有回到平衡状态，就会出现偏差，所以才会有阴虚体质、阳虚体质等。现在我们来谈谈另一个常吃的蔬菜，你随机挑一个吧。

佳睿 菠菜怎么样？我平时很喜欢炒点菠菜吃。

许少雄 菠菜味甘性凉，入胃经和大肠经，它能够通肠胃，利五脏，调中气，还能敛阴润燥，滋阴平肝。

佳睿 以前有个动画片《大力水手》，吃了菠菜就力大无穷。很多人觉得菠菜含铁量高，吃菠菜能补血，是这样的吗？

许少雄 这是一个误导，跟其他蔬菜相比，菠菜的含铁量并不特别高，而且由于菠菜的草酸、植酸的含量相对比较高，不利于矿物质的吸收，所以从西方营养学的角度看，吃菠菜更多的是补充维生素 A 和维生素 C，还有就是纤维素，这是最主要的。但从中医营养学的角度看，菠菜有滋阴平肝的作用，而肝是藏血之脏，把肝养好了，等于间接养血了。

佳睿 很少听到这么解释的。

许少雄 其实不管怎么解释，实际效果如何才是最重要的，对吗？

想要得到好的补血养血的效果，还要看搭配，中医叫做配伍。菠菜跟粉丝一起吃，有养血润燥、滋补肝肾的作用；菠菜和虾米同吃，可以养血润燥、补肾壮阳；而菠菜跟腐竹一起吃，可以补气养血，这是经过实践证明了的。很多人问我，你平时给顾客开出来的食疗调理处方都是些什么呢？像这样的一些搭配，就可以称作食疗处方了。食疗调理和治疗是两个完全不同的概念，治疗更多的是对疾病进行控制，这是医生的工作；而食疗调理则更侧重于身体机能的调整和找回五脏六腑的平衡，这是营养师的工作。

佳睿 现在越来越多的人认同这种做法，因为这样才能更好地让身体恢复健康。因为，毕竟我们不是靠药物来维持生命，而是靠食物。正确地吃，才能活出精彩。

许少雄 说得好！菠菜因为含维生素 A 较多，有滋阴平肝的作用，所以常吃菠菜，可以帮助人体维持正常视力和上皮细胞的健康，还有助于预防夜盲、增强抵抗传染病的能力、促进儿童生长发育等。

佳睿 看样子大家又要猛吃菠菜了。

许少雄 我在讲到一些具体的食材的功效时，最担心的就是大家会群起效仿，我再一次提醒大家，决定吃什么或者不吃什么，要由身体的需要来定，而不是听某个人讲了什么东西有什么好处，就全体都吃这个东西了。

佳睿 你这样说就非常客观了。

许少雄 必须客观，否则就会误导，我们被误导得还少吗？脾胃偏虚寒的人就不能多吃菠菜，尿酸过高或者有痛风史的人，在恢复健康之前，也不应该多吃菠菜。

佳睿　嗯，这些是很需要注意的。那么，菠菜怎么吃效果会更好些呢？

许少雄：长时间的观察和总结，人们发现，菠菜跟粉丝同吃，有养血润燥、滋补肝肾的作用；而菠菜虾米一起吃，可以补肾壮阳；菠菜和腐竹同吃还可以补气养血。

佳睿　大家应该先判断一下，自己应该滋补肝阴呢，还是需要补肾壮阳，或者需要补气养血，再来决定怎么吃，对吧？

许少雄　对，你不当营养师真的有点可惜了。

佳睿　谢谢夸奖。你研究过佛手瓜吗？为什么取一个这么特别的名字呢？

许少雄　你认真看一下佛手瓜的长相，是不是像两只手合十礼佛的样子？所以取这个名字是很贴切的。佛手瓜可以清炒，可以做五色菜，也可以炒肉片、猪肝、猪肚等，只要不炒得过烂，是很清脆的。在秋冬季很多人喜欢吃火锅，用佛手瓜切片烫火锅，别有一番风味。有些地方的人还拿它生吃，其实也未尝不可。重要的是，佛手瓜的营养价值很高，在很多地区都是常见的瓜类蔬菜。

佳睿　佛手瓜都有哪些营养价值呢？

许少雄　佛手瓜所含的胡萝卜素比较高，对缓解视力衰退，预防夜盲有一定的作用，中老年人、用眼过多的人可以适当多吃点。佛手瓜中锌的含量很高，这对于儿童发育、提升免疫力、因营养不良引起的不育症、男性前列腺问题等都有很好的帮助。佛手瓜还能够理气和中，疏肝止咳，对于经常性的消化不良者是个理想的食物，对于气管炎引起的咳嗽多痰有一定的缓解作用。

佳睿 这听起来就很不错，大家记得日常配菜的时候要适当搭配一些。

许少雄 你现在的措词已经很有原则了，勿太过，勿不及。

佳睿 看起来影响是无处不在的，你这是"润物细无声"啊。

许少雄 有些东西，只要是好的，是对的，就要不断地，反复地讲，讲得多了，大家慢慢地就接受了，就会用了，这样，身体也就慢慢地变得更健康了。

佳睿 接下来讲什么蔬菜呢？

许少雄 秋葵，你一定很熟悉吧？

佳睿 小时候没有见过这东西，好像近些年突然冒出来的。

许少雄 我问过很多人，有的说没见过，有的甚至没听说过。不过，越来越多的人正在认识它，曾经有段时间，秋葵还被人炒作过呢，因为它长的样子很特别，就被说成是壮阳的蔬菜，这有点牵强了。有些东西确实很好，我们以平常心去享用就是了，可是一旦介入商业炒作，就完全变味了。(第 281 页)

佳睿 现在的营销策划也真的很厉害，能设计出让人是非莫辨的东西来，可是认真考究一下，却又很容易发现，其实设计者大多只有营销知识，却没有太多的文化底蕴和专业知识，所以很多的广告要么哗众取宠，要么误导大众。

许少雄 事实就是这样的，这很让人遗憾，也反映出了社会的集体浮躁，都一门心思地想赚钱，连一些起码的道德底线都没有了。

佳睿 我们无法兼达天下，只好独善其身了。

许少雄 不过，我们也试图通过各种途径来传播一点正能量，现在我们正在做的就是这个呀。

佳睿 是的，这种影响一定会日益深远，一定可以让越来越多的人受惠。我们一起努力。

许少雄 一起努力！我们继续聊聊秋葵吧！你刚才说到，接触秋葵的时间不长，确实，它是个舶来品，20世纪初才从印度引入。秋葵也叫黄秋葵，有两种颜色。

佳睿 有一种肯定是黄色的吧？还有另外一种就是我们通常所看到的绿色的，对吧？

许少雄 不全对，黄秋葵有一种是绿色的，但另外一种却是红色的，就是没有黄色的。之所以叫黄秋葵，应该就是一种命名，跟颜色没有关系。

佳睿 我也觉得奇怪，为什么我们日常见到的秋葵都是绿色的，却叫黄秋葵。

许少雄 秋葵已经被视为具有高营养价值的养生蔬菜了。其实我觉得这种说法欠妥当。任何食物都有自己独特的功效和作用，这是其他东西很难代替的。我们人体对食物的需求是多方面、多层次的，而不是单一的。说某某东西如何如何的好，言下之意往往是其他的就不重要了。但是我们根本无法仅靠一种或少数几种食物活着，更不要说活得非常健康了。食物必须是一个组合，就好像说红花还需要绿叶来衬托一样，从这个意义上说，任何食物都有养生功效，而不仅仅是秋葵、山药、黑木耳才有养生功效。

佳睿 非常有道理，这也就是你一直在强调的，食物要吃得广泛一些，品种多一些，量少一些的理念了。

许少雄 是这样的。至于具体的秋葵，我们可以单独来考察一下它的独特之处，但这并不是说，我们在这里呼吁全民都来吃秋葵。秋葵含有很多的黏性液质、数种低聚糖、蛋白质、钙、铁、锌、硒等，这是我们能在实验室里看得见的物质，而它在种植的过程中所吸收的天地精华却是我们所看不见的，从中医营养学的角度看，这些天地精华恐怕更是我们所需要的能量。

佳睿 我们很少从这个角度来看待我们所摄取的食物。

许少雄 这就是我们前面说到的食物具有"性、色、味"的原因，也就是食物所具有的偏性。正是这种偏性，对我们的身体能产生调节作用，让走偏了的身体逐步恢复到正常状态上来。秋葵性凉味淡，从这方面看，它就有滋阴和健脾胃的功效，西方营养学认为秋葵对胃黏膜有保护作用，这一点是大家所公认的。

佳睿 这是一种很独特的认识角度。我们还没有谈到具体的水果呢。

许少雄 好，我们来谈谈水果吧。蔬菜和水果的品种太多了，我们只能挑其中的几个来谈，希望大家能举一反三地认识这些我们既熟悉又陌生的食物。

佳睿 我们经常说"五果"，五果到底是哪些呢？

许少雄 有种说法，"五果"指的是梅杏李桃栗，另外一种说法是李杏枣桃栗。这是直接指具体的水果。还有从果品的性状来说的，五果指的是核果、肤果、壳果、桧果和角果。

佳睿 这个说法应该很少有人会知道的，除非很专业的人士。它们分别指的是哪些水果呢？

许少雄 核果如杏子、大枣等，里面有一个果核的水果；肤果如苹果、梨子等，大部分人会把果皮削了来吃的水果，也就是有一层嫩嫩的"皮肤"的水果了；壳果则指的是核桃、椰子一类的水果，有一层坚硬的外壳；桧果如松子、瓜子、柏仁，指的是坚果类食物；而角果指的是各种豆类，今天我们已经不把它们叫做果了，不过，它们确实是一种"果实"。

佳睿 太有意思了，太长知识了。现在我们已经不这样划分水果了吧？

许少雄 今天我们所说的"五果"，是泛指所有水果的概念，并不专指具体的哪些。很多的概念在历史的演变过程中会产生很大的变化。

佳睿 为什么提倡餐前吃水果呢？

许少雄 我们三餐的食物是比较复杂的，有粮谷类，有鱼肉类、蔬菜类，还有水果类。水果是比较容易被消化的食物，而粮谷类和鱼肉类则相对不容易被消化，特别是鱼类和肉类食物。容易被消化的食物如果与不容易被消化的食物混在一起，结果都会变得不容易被消化，而滞留在胃里。水果如果混在其他食物中被滞留在胃里，就容易产生气体，出现胃胀气的现象。这是餐前吃水果的主要原因。但有些水果却不宜餐前吃，所以我们说凡事都不能绝对而论。

佳睿 什么水果不适合餐前吃呢？

许少雄 比如菠萝、柿子、山楂、香蕉、木瓜、芒果等。

佳睿 为什么？

许少雄 这些水果都含有一些特别的物质，空腹吃会影响到我们的肠胃。比如柿子，含有柿胶粉和红鞣质，空腹食用会与胃中已经少量分泌的胃酸产生化学反应而形成凝块；菠萝含有特殊的蛋白分解酶，经常空腹吃菠萝会对胃黏膜产生伤害，不用说吃进去，就是空腹含一块菠萝在嘴里，过一会儿你会觉得舌头非常不舒服，甚至红肿起来。

佳睿 这么严重？我可没有勇气去试一下。

许少雄 是啊，经常空腹吃菠萝，出现胃溃疡的概率会比较高，山楂能消食化积，饭吃太多了，撑住了，不好消化了，吃个山楂有时候就能解决问题，所以说，山楂也是适合在餐后食用的水果。

佳睿 两餐之间吃水果是不是就不用顾忌到餐前水果或者餐后水果之分了？

许少雄 嗯，这是个好问题。确实，在上午 10 点左右，下午 3 点多，体能有所下降了，身心稍觉得疲惫了，来个水果，当然，最好是来个果盘，可以稍事休息又可以补充点能量，还可以促进身体的恢复，一举多得。

佳睿 来个水果容易，上班时间来个果盘太奢侈了。

许少雄 其实不难，几个同事相约一下，各带不同的水果，拼一下不就是果盘了吗？这样的话不会单一水果吃太多，又可以吃到多个品种，何乐而不为？

佳睿　好主意啊，我怎么就没想到呢？还能增进同事之间的感情呢。

许少雄　水果虽然很好，也很重要，但也要适量。因为水果大部分都是寒凉性的，而现在的生活环境处处有寒，如果水果吃得过量了，一方面会让胃寒的人产生不适，一方面会让身体变得虚寒。

佳睿　水果一直是女性的最爱，以为吃得越多就越能美容，还能塑身，看来也是以讹传讹。

许少雄　这些都是没有考虑前提的后果。

佳睿　我们把水果煮熟来吃，是不是就不会寒了？

许少雄　这是个好问题。我们从另一个角度来看问题吧。中药有热药也有寒药，当身体发生偏差时，中医师会应用一个原则，就是"热则寒之，寒则热之"。如果寒凉性的药经过熬煮之后变得不寒了，你觉得还能治热病吗？

佳睿　我明白了，水果煮熟了，它的性还是寒凉的，对吧？

许少雄　是这样的，只是，吃起来不会觉得凉飕飕的。对付热咳，很多人都懂得用梨子炖川贝来吃，这就说明，梨子炖熟了，还是凉的，才能对热咳有帮助。但是，中药可以配伍，其实食物也是可以配伍的，只不过，没有像中药那样，需要"君臣佐使"来配置那么复杂。通过这种搭配，倒是可以调和各种食物的性味，让它们更加"和谐地相处"。

佳睿　这倒是第一次听说。

许少雄 这不奇怪，前面我们说过，中医营养学是有很多陌生内容的学科。

佳睿 我想不明白的是，怎么搭配才能调和食物的寒热性质呢？

许少雄 我们煮海鲜的时候会自觉地放生姜，就是调和食物的寒热性质。水果除了生吃、拌沙拉，其实，水果入菜也是个很不错的做法。

佳睿 以前确实吃过水果做的菜，但品种花样好像不多啊。

许少雄 可以创新，可以改进呀，比如用水果加到五色菜中，水果加到各种汤中，都很不错啊。

佳睿 试举例说明。

许少雄 比如鸡茸苹果。做法很简单：把鸡肉切细，再打成茸；香菇泡发切细，胡萝卜、莴笋、玉米粒、荸荠切细，把鸡肉茸拌均当馅备用。苹果用粗盐搓洗净，切成1厘米厚度的片，将芯掏空，装入备用的馅，入烤箱烤熟，浇上芡汁液即可食用。（第284页）

佳睿 听起来就感觉非常好吃。这个菜真的是寒热平衡了。还有什么菜再跟大家分享一下。

许少雄 我们可以用水果和蔬菜一起来炒个五色彩肝。蔬菜可以选择西红柿、山药、牛蒡、黑木耳、西芹，水果可以选择火龙果、梨，全部切丁。选择质地好的粉猪肝，切片。先将蔬菜炒至七成熟，放入水果略炒盛出，将锅洗净，重新放入少量的油，姜爆锅，倒入猪肝翻炒到九分熟，倒入炒过的蔬菜水果，略为拌炒即可出锅装盘了。（第287页）

佳睿 在节目临近尾声的时候，大家肚子都饿了，这时候来讲美食好像不太好，大家在流口水的同时估计都在批评我们了。

第四节 万物生长靠太阳

佳睿 记得以前有句著名的话："大海航行靠舵手，万物生长靠太阳"，真是至理名言。一年四季，除了阴雨天，太阳的普照是最不吝啬的了。可是，对于现代女性来说，好像太阳正在变得又可爱又让人恐惧。

许少雄 这种认知，一方面是人的逃避痛苦、追求舒适的本能表现，一方面确实也受到了不全面或者不正确的宣传的影响。

佳睿 也有可能是和美容业有关的商业公司的片面宣传吧！

许少雄 这方面可能更多一些。现在信息满天飞，很少人知道哪些是对的，哪些是错的；哪些是全面的，哪些是片面的；哪些是对自己有用的，哪些是没用的，哪些是会产生反作用的。

佳睿 万物生长靠太阳，这是大家都会说的，可是说说容易做起来难啊，据我所知，现在很少女性愿意主动去晒太阳。

许少雄 所以我们要晓之以理，动之以情，让大家心甘情愿地去晒太阳。我们还是从身体的问题说起吧，同时结合日常饮食对身体的影响。

佳睿 你说过，夏天要少吃苦味的食物，可是夏天很多人喜欢吃苦瓜呀，这是不是错误的做法？

许少雄 我可能没讲清楚，我们说的是少吃，并不是说不能吃，夏天吃苦瓜是为了清热解暑，但苦瓜吃得太多了，就会出状况了。夏天属火，是心的季节，心气比较旺盛，而苦味入心经，苦味吃多了，会助长心火而克伤肺金，这是过犹不及了。从另一方面考虑，夏天汗多，汗为心之液，汗流得太多了会让心气涣散，所以少量吃点苦味食物是可以调养心气的。

佳睿 不宜吃太多，而不是不能吃，这个概念很重要。夏天为了清热解暑，还有很多其他的瓜果可以选择的，比如冬瓜、西瓜、黄瓜、葫芦瓜等等都可以。

许少雄 这些瓜都能解暑，但是有一个问题，就是吃得太多了，身体会慢慢变得虚寒的，所以，还是不能过量。现代人的身体都在不同程度的变得虚寒，男性还比较不容易看得出来，女生就很明显了。

佳睿 有这么严重吗？

许少雄 你看，现在是不是很多女生会痛经？是不是很多女生月经周期不准确？是不是各种增生在增加？是不是越来越多的人冬天感觉手脚冰冷？

佳睿 真是这样的。

许少雄 现在癌症的患病率这么高，这跟身体的虚寒有相当大的关系。

佳睿 癌症和身体虚寒有关系吗？

许少雄 中医学认为"寒主收引"，"收引"就是收缩的意思。血管、经络一收缩，气血就流通不畅，容易瘀堵。一旦堵塞，就容易结块，先是气郁，接着就是血瘀了，都瘀成一块了，病变是迟早的事情了。

佳睿　这都是寒惹的祸呀！可是人们的身体为什么会慢慢变得虚寒呢？

许少雄　看看现在人们的生活形态，就不难理解了。现在绝大部分的人家里都装有空调，每天从一栋大楼的空调房间出来，走到地下室，开着空调车，到另一栋大楼的空调房间上班，然后按原路返回。每天吃着从冰箱里拿出来的东西。

佳睿　不是都煮熟了吃吗？

许少雄　前面我们讲过了，水果大部分是寒凉性的，煮熟了还是寒凉性的。其他的食物在冰箱放置的时间长了，也有了寒凉的性质，煮熟了也还是寒凉性的。

佳睿　看样子性质没改变。

许少雄　冰箱的广泛使用是一方面，我们天天吹着空调，喝着冷饮，吃着生鱼片，还有水果，这是另一方面。很多人觉得宁可不吃饭，不可以不吃水果，都认为水果含有维生素，含有纤维素，可以帮助我们健康。这不是没有道理，但是，因为吃得太多了，太过了，也在帮助身体变得虚寒。最糟糕的是，很多人还不敢晒太阳，一方面是怕被晒黑，脸上会长斑，另一方面觉得上空的臭氧层有漏洞了，紫外线太强烈了，容易得皮肤癌，这听起来也很有道理，所以每次出门要戴太阳镜，戴太阳帽，脸上涂着30倍50倍防晒系数的防晒霜，再把全身能裹的地方全裹起来。做完这些还不放心，还要再打一把太阳伞。

佳睿 难道又不对了吗？

许少雄 如果说大中午的跑到外面晒太阳，我们觉得这又太过了，但早晚时间正常晒晒太阳是必需的。人的生活形态本来就应该是"面朝黄土背朝天"的，太阳的那种热力，那种"阳的能量"，是任何东西所无法替代的，所以我们才会说：万物生长靠太阳。最关键的是，晒太阳还是免费的。可惜，很多人却望而却步，有的女生，还畏之如见蛇蝎。如果没有阳光雨露，万物生长就失去了真正的动力了。不愿意出去晒太阳，还有个原因，就是室内舒服。可是我们也都知道，温室里的花朵是脆弱的。有句歌词叫"不经历风雨，怎么见彩虹"，人也需要不断在大自然中接受锻炼和考验。

佳睿 这又是一个误区啊！

许少雄 我们就是在一个又一个的误区中不知不觉把身体搞垮的。按常理，我们在夏天里更应该晒太阳。

佳睿 你说冬天里天寒地冻的，晒晒太阳取取暖很好理解，可大夏天里要多晒太阳，是何道理？

许少雄 《黄帝内经》早就说过了："夏三月，无厌于日。"夏天不能讨厌太阳。夏天为什么植物会长得特别茂盛，为什么所有的动物特别活跃？因为有大太阳，因为天热，阳气足。《黄帝内经》里有句话："阳生阴长，阳杀阴藏"，这是什么意思呢？就是说，阳气在生发、在生长的时候，阴也跟着长，春天来了，阳气开始生发了，花草树木也开始发芽了，夏天阳气最隆盛，植物也长得最繁茂；秋天到了，秋风扫落叶，阳气开始收敛，万物开始凋零，到了冬天，冰天雪地，阳气收藏起来了，万物也跟着封藏了。夏天我们的身体阳气也最旺盛，正好和季节相呼应，这时候晒晒太阳，可以让身体里的阳气更好地升发出来，所以说"圣人春夏养阳，秋冬养阴"，就是这个道理。可是现在的人，有时候想想，真的有点奇怪。

佳睿　你指的是哪方面？

许少雄　比如说运动。有的人某一天突然醒悟过来：对啊，生命在于运动，所以从今天开始我要运动了。于是马上买了健身卡、游泳券。可是，很多的运动明明是免费的，为什么非得花那么多的钱才叫运动呢？更好玩的是，把一大堆的健身器材搬回家里来，每天大汗淋漓地在各种器械中挣扎着。

佳睿　你并不鼓励这样的运动方式？

许少雄　我只是觉得，运动不光是一种形式，更重要的是结果。有些运动能让人觉得很爽，很有成就感，但可惜的是，这些运动形式并不是养生运动。

佳睿　什么样的运动才是养生运动呢？

许少雄　我们先来对养生运动做一个定义吧。能让气血更加通畅，能让身体增加柔软度，不损伤机体筋骨，不伤害心肺功能，能让身体时常处在阴平阳秘状态的运动就是养生运动。

佳睿　能具体解释一下吗？

许少雄　这个应该不难理解，运动会让心跳加速，血的流动会变快，中医认为，气为血之帅，就是说，血是气推动着走的，所以运动能让气血更加通畅，同时，运动能增加身体的协调能力，让关节更放松，这也就增加了身体的柔软度了。但是，问题在于，运动不能过于剧烈，更不能是对抗性的运动，否则，很容易损伤筋骨，拉伤肌肉。同时，过度剧烈的运动会导致心肺功能负担过大，时间长了，很容易导致过早衰竭，我们从职业运动员退役以后满身伤痕累累的情形，就可以看出问题所在了。运动的目的，一方面是加快新陈代谢，另一方面，也是"保存实力"，不能过度消耗肾精。一块木头，用小火慢慢地烧，可以燃烧很久，但是用大火来烧，很快就烧完了，身体也是一样的，过度的消耗，会缩短寿命的。养生的目的，一方面是提高生命的质量，一方面是延长生命的长度，如果运动的结果反而缩短了生命的长度，这个运动就不能称之为养生运动了。当然，如果为了出成绩，那就另当别论了。所以，运动也要符合中庸之道，太轻了，达不到锻炼的效果，太过了，反而伤及身体，要做到"无过之，无不及"。

佳睿 阴平阳秘又怎么理解呢？

许少雄 中医认为，阴为体，阳为用，阴阳互根。这就是说，"阴"属于脏腑本体，是器质性的，而"阳"则是脏腑发挥出来的功能和作用，阴阳是一体的，互为根本，是事物的一体两面。《黄帝内经·生气通天论》里面有句话："阴平阳秘，精神乃治；阴阳离决，精气乃绝。"一般的理解是，阴气平顺，阳气固密，阴阳平衡，身体就好，而阴阳分离了，精气就散了，就绝了，人也就离开这个世界了。其实更深一步的理解是：真阴要有收敛收藏阴精的作用，并且能够滋养真阳，收敛真阳，这就是阴平，而真阳要有生长生发，抵御外邪的作用，并不让真阴外泄，而必须要固束真阴，这就是阳秘。养生运动能让身体经常地处在阴平阳秘的状态。

佳睿 这话听着好像似懂非懂，没关系，我再慢慢咀嚼一下这话的意思吧。没准什么时候就醍醐灌顶，豁然开朗了。那么，什么样的运动可以达到这样的养生效果呢？

许少雄 我想这也是大部分的人真正想关注的问题。大部分传统的运动方式，比如五禽戏、八段锦、六字诀、易筋经、太极拳、慢跑、快走，都是很好的养生运动。而且你有没有注意到，这些运动方式，只要学会了，不断重复进行就可以了，基本不受场地的约束，不受时间的限制，都要求在户外进行，能晒到太阳，能呼吸到新鲜空气，而且基本是免费的。

佳睿 太多的好处了，可为什么很多人非得要花很多的钱去健身呢？

许少雄 每个人的需求和动机是不同的，每个人的爱好是有别的，就像俗语所说的，"青菜萝卜，各有所好。"这本来无可厚非，只是，我们刚才的话题谈的是养生运动，而不是笼统地评论运动。还有一个我不太愿意说破的原因，就是很多人做事情并不能自觉自愿，而且很多人都已经意识到这个问题了，所以他们想要运动，就得找一个有人管着的地方。

佳睿 确实，有些人要么不运动，要么就玩命地运动，两个极端；有的人一时冲动，但坚持不了多久又放弃了，只好花钱请别人监督了。

许少雄 不爱运动的还是居多的，喜逸恶劳是人的本性。所以我们说，现代社会人群的体质正在变得虚寒，有很多女生到我办公室做咨询，寻求帮助。她们普遍的问题是月经紊乱，要么时间拖长，老是淅淅沥沥的，要么颜色深，有血块，要么痛经。

佳睿　痛经的问题好像很普遍，这跟工作压力也有关系吧？

许少雄　有一定的关系，压力会导致肝郁，使气血瘀堵，不通则痛，这是很明显的。但痛经跟生活中的一些细节更有关系。大家都知道，现在不孕不育的比例正在增加，为什么？女生的任脉一受寒，就不通了，这就为不孕不育种下了一个祸根。任脉属奇经八脉，任督二脉，看过武侠小说的人都耳熟能详。

佳睿　打通任督二脉，就武功盖世了。

许少雄　那是小说家编的，其实没那么回事，任督二脉本来是通的，如果督脉不通，我们就会弯腰弓背，挺不起身，昂不起头来了。任脉的"任"跟妊娠的"妊"是通假字，表示跟生育有关，任脉如果通畅，女孩子的嘴唇会很红，很漂亮。你知道现在很多女生为什么那么喜欢抹口红？大多数是不知道的，这已经是集体无意识行为了，深层的意思是向异性展示：你看，我的任脉是通的，是可以生孩子的，你快点把我娶回家吧。

佳睿　哈哈，你编的吧？

许少雄　事实就是这样的。任脉受寒也会瘀堵，导致痛经、不孕不育。

佳睿　那怎么让任脉通畅呢？

许少雄　首先，要晒点太阳，要做点运动，不要怕出汗，很多人把阳气郁滞在身体里面了；然后，要注意不要受寒，不要接触过多寒凉性的东西，不要穿露脐装，大夏天的在家里不要随便光脚走路，贪图凉快，寒从脚起啊；在路上走着不要随便坐"冷板凳"，不要吃过量水果。

佳睿 你说的这些都是大家很容易犯的错误。

许少雄 所以我们很有必要时常提醒大家一下。从饮食方面考虑，春夏养阳，我们在春夏期间要多吃点温热性食物，才能助阳气升发。羊肉是个很理想的食物，可是很奇怪的是，一到了夏天，满菜市场找不到羊肉。

佳睿 因为大家都觉得，夏天这么炎热，清凉解暑都来不及了，谁还敢吃那么温热的东西呢？

许少雄 你知道"冬病夏治"吧？

佳睿 听说过。最近几年中医院一到了大夏天就突然热闹起来了，一群群的人都到那里贴三伏贴，后来其他综合性医院也群起而效仿，因为这里面很有利润可图。这就是"冬病夏治"吧？

许少雄 三伏贴只是"冬病夏治"的一部分，而不是全部。其实，"冬病夏治"的核心内容就是夏天防寒，这才是最重要的事情。

佳睿 你说错了吧？应该是夏天防暑吧？

许少雄 你看，在大冬天里，我们会很自觉地把自己包裹得严严实实的，加上皮肤毛孔的收缩，自然而然地我们都在防寒，反而这时候机体不容易受寒。而在大夏天里，身体的很多部位都是裸露的，都暴露在冷气的环境中。以前的女性身体还是包裹的，现在不一样了，为了时尚，能暴露的部位尽量暴露了，不能暴露的也要想办法露出一点来，才能显得性感。这时候最容易受寒。而这种受寒又不一定马上出状况，这是最糟糕的。马上呈现问题，及时处理倒也不怕，最怕的是风寒在体内潜藏着，蛰伏着，等待时机。很容易出问题的是在冬天，外来的寒，加上潜伏的寒，时机成熟了，内外夹攻，就病来如山倒了。

佳睿 原来是这样，所以才要注重"冬病夏治"，这恐怕是重要的原因了。

许少雄 正是这样的。所以我们一再强调，夏天尽量少喝冷饮，少吃寒凉性食物，少待在空调环境，但这毕竟不容易做到。

佳睿 很多人的工作环境都是在空调环境，而且一整天都待在里面。有些单位的空调还开得特别的冷，对于女性朋友们来说，怎么办呢？

许少雄 其实，有一个问题，就会有一个或者数个解决方案的，对付空调环境同样有解决办法，比如，女性可以备一条披肩，带长裤，到办公室后换上；也可以每隔一个多小时，就到室外透透气，运动一下全身关节，顺便接触一下阳光。同时，给自己泡上一杯暖身子的特别饮料。

佳睿 我觉得后面这个方法对女生可能更有吸引力，也更容易做到，就是泡点东西来喝。具体有些什么饮料可以用来防寒驱寒呢？

许少雄 "冬吃萝卜夏吃姜"，这句话能给我们很大的启发。

佳睿 春夏期间多吃姜？

许少雄 对，俗话说，"早吃三片姜，赛过喝参汤"。早晨起来就像春天，到了中午温度最高，就是夏天了，傍晚开始变凉，像秋天，而到了晚上气温最低，那是冬天了，一天里也有四季。俗话还说，"冬吃萝卜夏吃姜，不劳医生开药方"，这些话都很精辟。《论语·乡党》中有句话，"不撤姜食，不多食"，连孔子都每餐必有姜，不过，不能多吃。朱熹在《论语集注》中说："姜能通神明，去秽恶，故不撤。"

佳睿　古圣贤都这么重视吃姜，而且还秉承着中庸思想来吃姜。

许少雄　中医营养学认为，姜能助长阳气，能温中止呕逆，同时还能发汗解表，用姜来解毒也是很常见的做法。有个故事说的是有一次吕洞宾心血来潮下凡来，制了些灵丹仙药，要医治百姓疾病。走在市井上，看到一位老妪急性腹痛，痛到满地打滚，赶忙上前赐药，老妪病急乱投医，连忙吃了仙药，可是病情并没有缓解。这时，只见一位路过的老翁看了一下病人，不慌不忙地说："请稍等，我去去就来。"过了不多会儿，老翁拿来一块刚挖出来的生姜，吩咐人赶紧去煮汤让老妪喝下，过了不多久，腹痛止住了，围观的人都称赞老翁。吕洞宾非常不服气，同时也恨死了这老翁，竟然让他当众没面子，所以，念动咒语，变出一条毒蛇来，放在老翁回家的必经之路上。老翁看到蛇，非常兴奋，捉了蛇回家炖蛇汤去了。吕洞宾心想："这回你死定了，没让蛇咬死你，也要让蛇毒死你。"没想到，老翁吃了蛇，不仅没有死，还更加容光焕发了。这是怎么回事呢？找老翁一打听，才知道老翁又用大块的姜来炖了蛇汤。虽然是个传说，但说明了姜的作用是非常大的。故事是假的，姜的功效是真的。

佳睿　看来这姜真厉害，以前都没怎么感觉，只是烧鱼做菜的时候才会想到它，没想到有这么多的功效。

许少雄 感冒初起的时候大部分都是外感风寒引起的，这时候就要及时处理，切几片生姜煮水，稍煮得浓一点，把姜水倒在碗里，加一点红糖，趁热喝下去，在被窝里闷一下，出点汗，感冒症状很快就消失了。姜在这里起到的就是疏风散寒的作用。有位西医朋友很郑重地告诉我："感冒了，到我们医院来治疗，很快就能痊愈，如果不治疗，自己多休息，多喝点水，一般14天也会好。"其实处理得当，第二天可能就痊愈。

佳睿 是啊，很多人在感冒初起时只是觉得有点不舒服，扛一扛就过去了，大部分都没有认真对待，才会等到扛不住去看医生。

许少雄 现在女生痛经的现象越来越多了，我们说过，这和长期接触"寒"有关。经期前一周开始每天给自己一碗红枣姜糖茶，你会发现，症状有显著的缓解。

佳睿 女性朋友们听到了吗？这个方法很简单，基本都能做到，应该没有什么借口说自己太忙无法照顾自己了吧？

许少雄 甲鱼可以滋补肝阴、肾阴，被认为是很高级的滋补品。在炖甲鱼的时候经常加入一定量的生姜，一方面可以去除腥味，一方面可以阴阳同补。明代的名医张景岳说过："善补阳者，必于阴中求阳，则阳得阴助而生化无穷；善补阴者，必于阳中求阴，则阴得阳生而泉源不竭"，意思是说，你想滋阴，不要光是吃滋阴的东西，也要加点补阳的东西，这样，阴得到阳的帮助才能泉源不竭。

佳睿 我们平时煮海鲜，都要加生姜，也是这个道理吧？我原来以为加姜只是为了去腥味呢。

许少雄 的确如此，加姜可以起到阴阳同调的作用。所以你看，阴阳的道理在我们日常生活中无处不在。有些人一听到阴阳，就觉得玄之又玄，其实并不是这样的。

佳睿 有时候我们会觉得口干舌燥的，这是不是阴虚内热的表现？在食疗上有什么方法可以改善呢？

许少雄 莲藕炖排骨是很常见的一道汤，只要在这道汤中加入一小块拍过的姜，一起炖，就可以解决这个问题了。

佳睿 就这么简单，也是阴阳同调的道理？

许少雄 是这样的。有人经常感觉腰酸背痛的，特别是女性生完孩子，坐月子的时候稍不注意就会落下病根。对于这类疼痛，治疗的效果一般不明显，而且治酸痛的药物大部分会伤到脾胃。我们也可以用药膳来进行调理，比如用生姜先爆锅，放入洗净切好的羊肉，翻炒一下，放点肉桂、草果、橘子皮、红枣、杜仲，加水焖熟来吃，我们做了很多测试，效果很不错。

佳睿 又享受美食，又能解决身体的问题，天下真有这么美的事情？我没有这些毛病，能吃这羊肉吗？

许少雄 没问题。这道菜是偏温性的，大部分女性都能吃。有句俗话叫"有则改之，无则加勉"，这话在这里也很适用。你听说过塑身姜醋浴吗？

佳睿 是怎么一回事呢？

许少雄 具体做法是这样的：先烧一锅姜汤，然后在木的浴桶中放入42℃左右的温水，把姜汤和少量的醋、米酒倒入浴桶中，水的高度不要漫过胸口为宜。可以放几瓣玫瑰花，显得更有情调些。一般泡 5 分钟后休息 2 分钟，再泡 5 分钟，休息 2 分钟，反复 5～6 次，就会香汗淋漓。这种泡浴能起到刺激全身血液循环的作用，间接产生塑身效果，同时还能收紧平时松弛的肌肤，对腰酸背痛还有一定的缓解作用。

佳睿 一举多得，而且这么有情调！你在哪找到这些美妙的方法？坚持收听我们节目的美女们真有福气。

许少雄 这不奇怪，实践做多了，就能发现一些实用的方法。营养调理最重要的是实践，最忌讳的是一大堆理论，却什么问题都不能解决。做我们这一行，有时候真心觉得有点残酷，只要没有效果，顾客很快会离你而去。但如果效果很好，大家会很快变成好朋友，而且会带来更多的新朋友。

佳睿 能真正帮到别人，成为别人需要的人，就会成为别人羡慕的对象。

许少雄 成为别人需要的人，这就是我们做事的动力。能给身体补阳的食物有很多，比如枸杞叶、枸杞子、核桃仁、豇豆、韭菜、丁香、刀豆、羊乳、羊肉、狗肉、鹿肉、鸽蛋、鳝鱼、海虾、淡菜，这些都是，但具体怎么选择，还要看我们身体的状况而定。我们讲了很多如何给我们的身体补阳气的做法，为什么要讲这些呢？因为，阳气是我们身体的能量源泉。

佳睿 阳气在身体里面具体是做什么工作的呢？

许少雄 具体地说，阳气能给身体起到温煦的作用、防御的作用、固摄的作用。

佳睿　怎么样来理解呢？

许少雄　阳气其实是一种能量，就好像电流一样，阳气不足，人体就没有了活力，会出现怕冷、手脚冰冷、体温低下等症状。阳气中的一部分叫卫阳之气，它构成了我们的防御系统，也就是通常所说的免疫能力，防止外邪入侵。阳气弱了，人很容易感冒或者被一些细菌病毒所侵犯而得病；免疫力低了，生了病也不容易痊愈。固摄其实是两个概念，一个是固，就是固定的意思；一个是摄，就是摄纳的意思。我们的五脏六腑大部分都是"悬浮"着的，并没有用螺丝固定住，而是靠结缔组织和系膜拉扯着的，为什么不会掉下来呢？因为有阳气的固定作用。阳气一虚弱，结缔组织和系膜的张力就不足，脏腑就会下垂。而摄纳是指气保护和控制着身体里面的各种物质，让它们循规蹈矩地运行，比如让血在血管中老老实实地流淌，不要随意溢出脉管；尿液正常排出，不要潴留在体内；正常、适度地出汗，不要出不了汗，也不要时常大汗淋漓等。

佳睿　胃下垂、子宫下垂的根源就是气虚吗？

许少雄　是的。气在身体里面的作用远不止这些。气能推动孩子们的生长发育，如果气不足，就会导致生长发育迟缓，也会出现早衰。

佳睿　常听说"五迟五软"，指的是什么？也是气不足导致的？

许少雄　对，五迟指的是立迟、行迟、语迟、发迟、齿迟；五软是指头项软、口软、手软、足软、肌肉软，都属于小儿生长发育障碍。

佳睿　很多人碰到这种情况，老想着给孩子补钙、补锌、补铁，看来补气更重要啊！可是怎么补气呢？

许少雄　中医学认为，脾为气血化生之源，孩子的脾胃正在发育中，出现了障碍，应该从健脾胃着手，脾胃功能强大了，气血自然就足了。每个孩子的体质状况有差别，所以没有一成不变的具体方法，但原则是一样的。气还有另一个作用，就是推动、促进身体的新陈代谢。新陈代谢比较活跃，人体的精神面貌就会表现很好；比较低迷，人就会失去活力。但这也有个度，新陈代谢也不是越旺盛越好，过于亢奋了，人会变得容易衰老，就像一块木头，太小的火烧着，虽然可以烧很久，但没有光和热；太大的火烧着，很快就烧完了。

佳睿　勿太过，勿不及。

许少雄　就是这个道理。气在身体里面还负责推动五脏六腑的功能，让它们处在和谐的、平衡的运转状态。这种平衡一旦被打破，身体的机能就会出现紊乱，人就会生病了。比如胃的气弱了，就不能很好地把吃进去的食物磨碎变成食糜，小肠就吸收不到足够的水谷精华物质；脾的气弱了，就不能很好地把吸收进来的水谷精华物质化生成气血津液，也无法把转化的营养物质运送到全身，身体就得不到正常的补给；膀胱如果气弱了，就没有办法完成气化作用，同时也没有办法把尿液按时排出体外，就会出现水液代谢障碍，要么尿频尿急，要么尿潴留。

佳睿　身体的气虚了还会出现什么问题呢？

许少雄　最简单，最常见的，比如刷牙的时候牙龈出血，稍微碰一下就一片瘀青，说话的时候上气不接下气的等。

佳睿　上气不接下气还好理解，出血、瘀青怎么解释？

许少雄 我们身体的血都是在血管中流淌着的，但是，血管并不是完全封闭的，那么，血为什么不会溢到血管外面来呢？那是因为血由气统摄着，推动着。所以我们说"气为血之帅"。如果气弱了，虚了，血受到的约束力减少了，就不那么乖乖地在血管里面呆着了，稍微碰一下，就跑到外面来了，所以就容易牙龈出血或者瘀青。

佳睿 这就容易理解了。我们经常说"精气神"，这个"气"跟我们现在所说的气是一个概念吧？精气神之间是一种什么样的关系呢？

许少雄 这个问题不太容易讲得明白。"气"是同一个概念，但又不完全等同。我们这么来理解"精气神"吧，"精"指的是储藏在脏腑中的物质基础，是身体最精华的部分；而气就是"精"这种物质所释放出来的一种以"气"的形式存在的能量。神就是气足了以后在人的外表呈现出来的那种状态，我们经常用一些词来形容一个人："精神头足""神采奕奕"、两眼"炯炯有神""踌躇满志"，这就是所谓的"神"了。

佳睿 你这样解释已经非常清楚明白了。以前总觉得很难理解这些个字眼。

许少雄 我们常说：人活一口气。现在你应该知道这句话不是随便说说的了，没有了气，生命现象就停止了。

佳睿 很多人平时注重补气血，看来是做对了。

许少雄 气属阳，血属阴。如果不懂得补气，只能算是做对了一半。

佳睿 这话怎么说？

许少雄 我指的是每天适当晒晒太阳，没有任何食物能给人提供完全足够的"阳"的能量，我们只有借助太阳的热力，才能真正把我们的阳气补足了。我们吃食物，只是间接地吃到了各种食物从太阳当中获取的部分能量，我们为什么不直接找太阳去获取呢？太阳永远是慷慨的，无私的。

佳睿 这就是我们一开始说的：万物生长靠太阳了。

第五节　一方水土养一方人

许少雄　不知道你还有没有印象，王勃在《滕王阁序》这篇美文中写得特别美的一句话？

佳睿　"落霞与孤鹜齐飞，秋水共长天一色"。

许少雄　没错，但这篇文章给我印象更深刻的另一句话是："物华天宝，龙光射牛斗之墟；人杰地灵，徐孺下陈蕃之榻。"

佳睿　这和我们正在讲的营养健康有关系吗？

许少雄　有关系。人杰地灵，有时候我们也说成"地灵人杰"。大自然钟灵毓秀，某些区域特别受到大自然的垂青，山青水秀，因此造就了很多杰出的人物。举个例子，山东的琅琊临沂是古老的历史文化名城，那里既是荀子的故乡，诸葛亮的故乡，二十四孝之一"卧冰求鲤"的主人翁王祥的故乡，也是大书法家颜真卿、王羲之的故乡。光王羲之家族就不知有多少名人了，王羲之的祖父生了八个儿子，其中四个是书法家，王羲之的堂兄弟中更是一堆，王羲之自己生了七个儿子，其中五个可以被正式载入史册，其中最有名的就是王献之了，连王献之的保姆李如意居然也是个草书好手。王家的众多女眷也大部分都是女中仙笔。

佳睿　还真是这么回事。

许少雄 王羲之后来举家迁至会稽山阴，也就是现在的浙江绍兴，写出了《兰亭集序》。绍兴历代名人更是不可胜数了，大医学家张景岳、戴思恭、章虚谷，现代名医施今墨、祝味菊是绍兴人，治水的大禹、越王勾践、《论衡》的作者王充、诗人贺知章、才子徐文长、现代的散文家朱自清、民主革命志士秋瑾、科学家钱三强、教育家邵力子、夏丏尊、电影演员陈道明等等，都是绍兴人。

佳睿 一个地方出这么多杰出人才，这就不是个别现象，而是钟灵毓秀，地灵人杰了。

许少雄 所以我们说"一方水土养一方人"。这除了和他们的生活环境、文化氛围有关系，也和他们的饮食习惯分不开的。

佳睿 著名的长寿村，广西巴马，有人做过大量考察，应该跟他们的生活环境和生活形态有很大的关系。

许少雄 巴马那个地方本来是个非常原生态的地方，吃的食物比较粗糙，空气特别新鲜，饮用水肯定是优质的，还有很重要的一点是，那个地方的人没有太多现代的武器，比如手机、电脑、电视、报纸等等，心里也就没有太多的想法，没有那么多的烦心事，很少有郁闷的事发生。这是一个综合的生活形态，不是单一的因素决定的。

佳睿 有人去弄那边的水来卖，有人专门到那边去呼吸空气，有人研究那边的食物，折腾了好一阵子，好像也得不出什么结论来。

许少雄 到那边去生活一阵子很好，但有多少人的内心能够真正腾空来不装事？有多少人能放弃已经拥有的东西，真正去享受生命？做不到这一点，其他的恐怕也是徒劳。食物也是一样，那边吃的东西都比较粗糙，没有太多的添加，有多少人能真正适应？现在虽然很多人也意识到，我们吃的食物太过于精致了，为了口味，我们添加了许多食物里面本来没有的味道，有些人开始想要返璞归真，多吃粗粮，可是，又不知道该怎么去吃才科学合理，因此反而比不吃更糟。

佳睿 这话怎么说呢？

许少雄 比如说，很多人发现整天大鱼大肉地吃会出现问题，觉得应该多吃蔬菜水果，于是拼命地吃蔬菜水果，也不管是当季的还是反季的，也不管是当地的还是外地的、进口的，只要是蔬菜水果，就一通乱吃，以为这样就能养生了。殊不知，大家都没想起我们前面说的那句话："一方水土养一方人"。我们应该以当地产的食物为主要食物，外地的，进口的，作为一种调剂无可非议，如果当作常态食物，迟早还得出问题。你看，我们到四川去，跟着当地人吃麻辣火锅，一点问题没有，可是你在厦门每天这么吃火锅，要么满脸痘痘，要么大便干结，要么夜不能寐。

佳睿 真的是这样的，我有亲身的体会，我正觉得奇怪呢，为什么会这样？现在终于明白了。

许少雄 厦门并不产榴莲，偶尔尝尝鲜是可以的，可是如果三天两头地吃，有些人就开始受不了，但如果我们到东南亚一带去吃榴莲，出现水土不服的症状时榴莲或许还能缓解水土不服的症状呢！

佳睿 还有这事？

许少雄 是啊，有时我们到外地去，如果出现水土不服的情况，只要找当地最有名的东西来吃，有可能就会解决问题。

佳睿 饮食也真是件奇妙的事啊。现在，物产的流通增进了经济的发展，为大众消费提供了便利，不出远门就能吃到遥远地方的东西，这是好事，但必须得有个"度"，同时人们要懂得选择，这样，就两全其美了。

许少雄 问题就出在这里，人们一方面很少接受正规的养生培训或者中医营养学的培训，一方面各种食物的广告铺天盖地，而且大都打着养生的旗号，打着"绿色""有机"的旗号，多数人很难分辨，就算专业人士，有时也难免"终日打雁，反被雁啄了眼"。

佳睿 养生是一种思想，一种理念，一种智慧，只要拥有这种智慧，可以避免多少麻烦啊。

许少雄 从各地的饮食习惯看，我们经常说"东酸西辣南甜北咸"是有道理的。

佳睿 是啊，都这么说，为什么呢？

许少雄 《黄帝内经》中说道：东方生风，风生木，木生酸，酸生肝，肝生筋，筋生心。东方属木，味酸。西方生燥，燥生金，金生辛，辛生肺，肺生皮毛，皮毛生肾。西方属金，味辛辣。北方生寒，寒生水，水生咸，咸生肾，肾生骨髓，髓生肝。北方属水，味咸。南方生热，热生火，火生苦，苦生心，心生血，血生脾。南方属火，味苦。中央生湿，湿生土，土生甘，甘生脾，脾生肉，肉生肺。中央属土，味甘。

佳睿 这里有一点点问题，就是南方属火，味苦，现在为什么变成甜了呢？

许少雄　苦尽甘来嘛。

佳睿　哈哈，你自己编的。

许少雄　不是编的，火生什么？

佳睿　生土。

许少雄　对啊，那不就是苦尽甘来吗？现在的南方人，其实很多是从古代的中原地区迁移过来的，特别是闽南人。有人考证，闽南话是保留得很完整的中原古语言。在迁移的过程中，他们把中原的某些饮食习惯也带过来了。

佳睿　这就可以解释为什么南苦变成南甜了。

许少雄　我们讲这个的意思是想告诉大家，每个地方的饮食习惯是有其内在的道理的，我们所居住的地方的地理位置，就已经决定了我们应该怎样去饮食了。当然，由于地理位置决定了饮食习惯，这也造就了各种体质的偏差。

佳睿　这话怎么说？

许少雄　比如说南方地区，一方面湿气重，气温高，喜欢吃些清凉解暑的食物，这些东西很容易使身体的湿气增加，加上暑热重，就导致了湿热体质偏多；东北地区冬天特别寒冷，耗损人的阳气，同时寒主收引，容易出现气滞血瘀，所以阳虚体质和血瘀体质的人群居多；而西北地区燥气重，燥容易耗损人体的津液，气属阳，津属阴，所以西北地区的人容易阴虚。

佳睿　这些资讯很重要。

许少雄　了解这些，我们就可以因势利导，利用食物的偏性来纠正身体的偏差了，这是养生的一个重要方面。《黄帝内经·灵枢经》里面还有一篇文章专门论述各地区的人群的体质偏差以及容易出现的问题，这就是《异法方宜论》。

佳睿 具体是什么内容呢？

许少雄 这篇文章的原文不长，是这样的："黄帝问曰：医之治病也，一病而治各不同，皆愈何也？岐伯对曰：地势使然也。故东方之域，天地之所始生也。鱼盐之地，海滨傍水，其民食鱼而嗜咸，皆安其处，美其食。鱼者使人热中，盐者胜血，故其民皆黑色疏理。其病皆为痈疡，其治宜砭石。故砭石者，亦从东方来。西方者，金玉之域，沙石之处，天地之所收引也。其民陵居而多风，水土刚强，其民不衣而褐荐，其民华食而脂肥，故邪不能伤其形体，其病生于内，其治宜毒药。故毒药者亦从西方来。北方者，天地所闭藏之域也。其地高陵居，风寒冰冽，其民乐野处而乳食，脏寒生满病，其治宜灸焫。故灸焫者，亦从北方来。南方者，天地所长养，阳之所盛处也。其地下，水土弱，雾露之所聚也。其民嗜酸而食胕，故其民皆致理而赤色，其病挛痹，其治宜微针。故九针者，亦从南方来。中央者，其地平以湿，天地所以生万物也众。其民食杂而不劳，故其病多痿厥寒热。其治宜导引按蹻，故导引按蹻者，亦从中央出也。故圣人杂合以治，各得其所宜，故治所以异而病皆愈者，得病之情，知治之大体也。"

佳睿 难怪很多人一听到《黄帝内经》就晕菜，确实不太容易理解。

许少雄 这主要是文字的障碍，现在大家都不学古文了，我觉得这是很大的遗憾，作为中国人，我们最大的优势就是有五千年的文化底蕴。这文章已经有很多解释，时间关系就不重复了，我们来说说要点吧。居住在东方的人们，因为当地出产大量的鱼和盐，因为鱼生热和痰，而盐会耗伤血液，所以吃多了容易皮肤黝黑松弛，多发疮疡；居住在西方的人吃肉比较多，虽然免疫力强，外邪不容易侵犯，但如果生病，大部分都是内在的机能受损；北方地区游牧生活，喝多了牛羊奶，内脏受寒，肠胃容易胀满；南方人喜欢吃酸类和腐熟的食物，容易发生筋脉拘急，手脚麻木等问题；中原之地，食物繁杂，这里出现的疾病大多是痿弱、厥逆、寒热等病。每个地方的常见病都不一样，这和长期的饮食习惯有很大的关系。

佳睿　刚才说到"毒药者亦从西方来"，金庸在写《射雕英雄传》之前是不是也熟读了《黄帝内经》，所以会编出"东邪西毒南帝北丐中神通"？难怪我有这么眼熟的感觉。

许少雄　是这样的，金庸在传统文化方面确实有很深的功底，真正有内涵的东西才能够长期地流传下去。

佳睿　要说清楚一个问题还真心不容易，需要这样旁征博引。

许少雄　这是因为中华文化有太多的内涵能够让我们悠游其中，甘之若饴啊。我们讲了这么多东西，主要是想让大家了解，我们的身体状况和我们长期居住的环境、我们的饮食习惯、我们的生活起居等等都有着非常密切的关系。生命是强大的，但也是脆弱的。

佳睿　所以我们每时每刻都要悉心养护。

许少雄　我们所生存的环境中存在着"风、寒、暑、湿、燥、火"

六个因素，当它们处在正常状态时，我们称这六个因素叫"六气"，它对身体起到的作用是正面的。但是，当它们处在不正常状态的时候，比如太大了，或者太小了的时候，就会对身体产生负面的影响了，这时候我们就把它们称为"六邪"或者"六淫"。同样，我们身体里面也存在"风、寒、湿、燥、火"五个因素，我们需要的是它们处在相对平衡的状态下，相互促进，又相互制约，这样，身体就比较健康。如果我们一味地祛湿，把身体的水液都排出体外了，那会是一种什么状况？

佳睿 严重缺水。

许少雄 对。你看大部分的女生，没事就往脸上敷保湿面膜，就是怕皮肤的水分丢失了。我们的肺喜欢湿润，我们的胃也怕干燥，所以祛湿，也必须在一定的限度之内。做任何事情，都必须遵循"勿太过，勿不及"的中庸思想。从中医治病的角度看，在驱外邪的时候特别强调要"存津液"，不能耗真阴。

佳睿 明白了，适可而止，目的达到了，就不能赶尽杀绝了。

许少雄 下面我们还要谈到另一个好东西，就是灵芝。同样的道理，也不能听了它的好处以后就拼命吃灵芝，还说是某某人说的，这就有点断章取义了。

佳睿 嗯。你说灵芝啊，就是那个有防癌抗癌作用的灵芝？是个好东西啊！

许少雄 对，就是它。灵芝确实含有很强的抗氧化剂——锗。上次看到一个广告词"芝乎，锗也"，挺有意思的。说到防癌抗癌，这里面也有个误区，很多人以为某个东西含有某种抗癌的成分，那么这个东西就是能抗癌的好东西了。其实，我认为，从原则上说，所有的食物都有防癌的作用，前提是只要搭配合理，这并不是某些食物或药品的专利。

佳睿 怎么说？

许少雄 道理很简单，食物是用来养活人的，不是用来养癌的，对吧？癌症的发生，原因确实很复杂，但也有它的规律。我认为，我们的身体中有一个抑癌机制，也有一个诱癌机制，就看我们日常生活中更多地触动哪个机制了。如果我们的生活是规律的，饮食是有节制的，情绪是平稳的，运动是持续的，睡眠是良好的，正如《黄帝内经》所言："法于阴阳，和于术数，食饮有节，起居有常，不妄作劳，故能形与神俱，而尽其天年，度百岁乃去。"那么，抑癌机制就是主流的。如果反其道而行之，可能诱癌机制就变成主流了，罹患癌症的风险就增加了。

佳睿 现在很多人谈癌色变，听了这些话，心里应该会淡定不少的。

许少雄 语言有着非常强大的力量，我们平时多说些包含正能量的话，会对健康有利。

佳睿 我们应该怎么样吃灵芝比较合适呢？

许少雄 灵芝的品种非常多，我们这边常见的是赤芝和紫芝。闽西山区有野生灵芝出产。大部分的书上都说灵芝味苦，但并不是所有灵芝都味苦，有些是味甘的，而且有很浓郁的芳香味。一般情况下，将灵芝切小块或薄片，我经常先拿来煮两遍水，当茶喝，喝完会有种神清气爽的感觉。剩下的那些"渣"不要倒掉，可以拿来炖鸭汤或者瘦肉汤。古人认为灵芝是长生不老药，现代医学也认为灵芝能平补五脏，增加记忆力，对心脏机能有益，有益寿延年的功效。

佳睿 我喝过苦味的灵芝汤，觉得那味道不好受。你说灵芝还有甘味的？

许少雄 是的，如果你喝到非常苦的灵芝，大多是人工种植的。传说中有千年灵芝的说法，其实一般灵芝的生长期是一至两年，有些特殊品种能长七八十年，已经很长了。

佳睿 灵芝上面好像还有一层粉，附在那里。

许少雄 那个就是传说中的灵芝孢子粉了，其实就是灵芝的种子，功效比灵芝本身要强许多，而且不容易采集到，所以非常珍贵。据说成熟的灵芝在半夜一点钟左右会喷出孢子粉，所以人们要在它喷孢子粉之前小心翼翼地在地面铺上纸张，然后守候在那里，等着孢子粉喷出来。

佳睿 不可以等第二天再来收集吗？

许少雄 不可以，因为风一吹，孢子粉就全吹散了，到地里头繁殖新的灵芝去了。

佳睿 哦，是这样啊，很多东西平时没有接触，也没太留意，以前，我一直以为灵芝就像当归党参一样，也可以吃下去的，结果有一次到一家私房菜吃饭，喝到了灵芝炖鸡汤，才知道灵芝像木头一样，是吃不下去的。(第282页)

许少雄　对，灵芝是柴质的，没法吃下去，但在古代，却归到草本去了。以前人们对中药的认识，要么木本，要么草本，但灵芝属真菌类，却被归到草本了，因此才会有"灵芝草"的说法。

佳睿　刚才说到了灵芝炖鸭子，如果没有灵芝，炖鸭子能不能就加萝卜、冬瓜或者酸笋呢？

许少雄　你说到的这些食材有一个共同的特点，就是它们都有寒凉性质。鸭子也是凉性的食物，它们放在一起就是"凉上加凉"。但也不是说不可以，我们只要把整块的姜，拍一下，一起炖就可以了。这汤会偏滋阴，秋冬天吃不错。

佳睿　厦门有著名的姜母鸭，就是用姜来平衡鸭的凉性，对吧？

许少雄　对，是这样的。不过，姜要去皮，因为姜的皮也是凉性的。一般情况下，偏寒凉的食物有补阴的效果，而偏温热的食物则有补阳的效果，当然，就像福尔摩斯所说，"事情总有例外的"。（第283页）

佳睿　姜的皮是凉的？

许少雄　是啊，这可能是它自身的一种平衡吧。很多植物本身是非常有意思的，比如榴莲。

佳睿　榴莲那个味，一开始我怎么也没法接受，可是吃了一次以后，觉得很美妙，但是吃多了也会上火的。

许少雄　对，我说的就是这个，榴莲吃多了上火怎么办？只要用榴莲皮煮水喝就能降火。因为榴莲壳是凉性的。你吃过银杏吧？微微有点苦味，银杏可以补脾肾，但吃多了会中毒，出现这种情况，只要用银杏壳煮水喝就能解毒了。还有芒果，南方地区很多，有些人吃了会过敏，但只要用芒果的皮和叶子煮水喝就能解决问题了。

佳睿 真有意思，同一个东西，不同的部位会有完全不同的功效。

许少雄 我们说大千世界，无奇不有，这个大千世界，还有很多值得我们去探索的未知事物呢。

佳睿 是的。姜母鸭一年四季都可以吃吧？

许少雄 原则上没有问题，但还是要看具体的人的体质状况。

佳睿 咱不是用姜来平衡了鸭子的寒凉性质了吗？怎么还要看体质呢？

许少雄 现在的体质划分，通常分成九种，具体是阳虚体质、阴虚体质、气虚体质、血瘀体质、气郁体质、痰湿体质、湿热体质、特禀体质和平和体质。对于平和体质和阴虚体质，平时适当吃些姜母鸭当然没问题，而且还会有好处，但对于阳虚体质、湿热体质、痰湿体质的人来说，就不合适了。阳虚体质以补阳为主，如果一味的补阴，会导致更大的偏差，适得其反，而对于痰湿体质和湿热体质的人来说，肉生火，鱼生痰，都不能多吃。

佳睿 每个问题背后，都有它的道理存在，所以我们了解一门学科也好，学习一门知识也罢，都要"知其然，知其所以然"，这样运用起来才不会出偏差。前面我们谈到食物的性色味，关于食物的温凉平寒热的性质谈得比较多了，下面是不是来谈谈食物的"味"？

许少雄 好。食物有五味：酸苦甘辛咸，对应的是我们的五脏，肝心脾肺肾，酸味入肝经，《黄帝内经·阴阳应象大论》说："东方生风，风生木，木生酸，酸生肝，肝生筋，筋生心。"而苦味入心，甘味入脾，辛味入肺，咸味入肾。我们这里所说的"味"，不是调味品的味，而是食物本身所具有的味，比如很多海鲜，它的味道是咸，所以对肾都有一定的补益作用，比如我们说过的山药，它的味是甘的，所以对脾胃有补益作用。

佳睿 看来食物的味对我们的五脏六腑有直接的作用了。

许少雄 是的。我们的五脏六腑有五行的属性，比如肝属木，心属火，脾属土，肺属金，而肾属水。五行存在着相生相克的关系，也就是相互提携和相互制约的作用，当身体健康的时候，五行是平衡的，而当这个平衡被打破的时候，身体就会生病了。所以，当某一方偏胜或者偏弱的时候，利用食物的"味道"来调节身体五行五脏的平衡是非常重要的。

佳睿 什么叫偏胜呢？

许少雄 简单地说，偏胜就是太强了，压过了其他的因素，因此平衡就被打破了。比如春天来了，肝气处于旺盛的状态，因为肝在五行属木，对应的是春天。而木是克土的，在春季里有些人会觉得胃口不是很好，就是这个原因。所以这时候为了防止肝气太旺而压制脾土的功能，我们不能再刺激它了，因此要减少酸味的食物，而增加补脾的甘味或者淡味的食物。

佳睿 什么是味甘和味淡的食物？

许少雄 含淀粉多的食物大部分都属味甘的食物，你放在嘴里慢慢嚼，能感觉到甜味。从现代营养学的角度看，这是因为淀粉被口水中的消化酶分解成了糖，所以会感觉到甜。像银耳之类的食物，是几乎没有任何味道的，称为味淡的食物，其实味淡也属味甘的范畴。

佳睿 明白了。从不同味道对脏腑的不同作用看，我们一年四季的饮食应该有一定的原则吧？

许少雄 是这样的。春季必须要"省酸增甘"，就是减少酸味，增加甘味的食物；夏季要减少苦味，增加咸味的食物；秋季要减少辛辣味，增加酸味的食物；冬季要增加苦味，减少咸味的食物。

佳睿 长夏有没有什么规定？

许少雄 这个是好问题，很少有人会问这个问题的。长夏属脾的季节，所以要减少甘味，但脾惧怕湿气，长夏期间经常湿气较重，可以增加些辛辣味的食物。你仔细看一下，吃辣很厉害的几个地区，基本是湿度非常高的地区，比如四川、湖南、江西等地的人，常常吃得满头大汗，呼哧呼哧的大叫痛快，而寒、湿、雾、露等邪气也就此被驱赶出去，不会危害健康了。

佳睿 在四川、湖南，怎么吃辣都不会有问题，可是厦门也很湿呀，为什么很多人一吃辣就长痘或者患上口腔溃疡？

许少雄 厦门不同，虽然湿度也很高，但厦门属湿热重的地区，不光湿，而且还热，辛辣味的食物大都属热性食物，比如辣椒、胡椒，虽然能去湿气，却也带来了热，这样热上加热，当然会出问题的。所以我们说，一方水土养一方人。

佳睿 但是不管怎么样，南方地区近些年来吃辣的人数越来越多，你只要看看川菜、湘菜大行其道就知道了，这是什么情况？

许少雄 当然，一方面是因为湿气的问题，另一方面，恐怕是压力的问题了。越来越快的工作节奏，越来越大的生活压力，导致了很多人情绪压抑，食欲不振，因为太大的压力会让肠胃的蠕动能力下降，影响消化，同时还可能导致便秘。从中医的角度看，这就是肝气犯胃的表现了。研究发现，吃辣能调节情绪，一边吃一边觉得很爽，同时，辣椒里面所含的辣椒素能刺激胃肠蠕动，加快人体的新陈代谢，促进体内毒素的排出，让人觉得特别的轻松，所以有些人就会越吃越上瘾了。还有一个原因，就是环境的影响，有些人吃饭经常会呼朋唤友，既然这么多朋友都吃辣，跟着吃就是了。

佳睿 现在我们知道了，春天要少吃酸味，多吃甘味或淡味的食物，夏天要少吃苦味，多吃咸味的食物，秋天要少吃辛辣味，多吃酸味的食物，冬天要少吃咸味，多吃苦味的食物，长夏要少吃甘味，多吃辛辣味的食物。你刚才解释了春天和长夏为什么要这样吃，夏、秋、冬还没解释呢。

许少雄 夏天属心的季节，心气比较旺盛，而心属火，所以不能多吃苦味食物助长心气了。这时候应该吃点咸味的食物。我们说过了，咸味的食物入肾，为什么夏天要补肾气呢？肾属水，一补水，不是正好灭火了吗？其实不是这样的。夏天以火为主，心火大，外面的暑火也大，很可能形成内外夹攻的态势，我们有个成语叫"杯水车薪"，形容火势太大了，一点点的水根本无济于事，不仅无济于事，恐怕这一点点的水会被火给烧干了，这在五行理论中叫做"侮"，就是反克的意思。本来是水克火的，结果火太大，水太少，反被火克了。所以咸味能让肾气振奋一点，不至于被火"烧干"了。从西方营养学的角度看，更容易理解夏天吃咸的理由了。因为夏天流汗多，身体的电解质，也就是我们通常所说的盐分，流失很多，需要及时补充。

佳睿 这样说比较容易理解。

许少雄 秋天肺气盛，减少辛辣味的原因也是不要再刺激肺气。肺在五行属金，金克木，金气过旺会伤肝气，酸味一方面能柔肝，补养肝气，一方面能帮助收敛，因为秋天也是收的季节。至于冬天，那是肾的季节，所以不能吃太咸，以免让肾气过旺，肾主藏精，冬天是阳气收藏的季节，肾气太旺，容易让阳气外泄，阳气一旦外泄，有点像核泄漏的感觉，明年春天，就没有力气升发了。春天阳气不升，会带来很大的麻烦，一方面旧病会被勾起来，一方面夏天就没办法枝繁叶茂了。从西方营养学的角度讲，咸味容易刺激肾分泌肾素，进而促进血管升压素的释放，使血压升高，冬天血管比较脆，血压一升高，就容易爆，这是很危险的事情。冬天吃点苦味的食物，有利于清内热，所以要省咸增苦。

佳睿 这样大家就容易了解了，而了解了真相，就会自觉执行了。

许少雄 对。我们说了，咸味入肾，甘味入脾，辛味入肺，酸味入肝，苦味入心，这是正常的补养，如果太过了，就会适得其反，比如为了健脾，我们可以吃些甘味的食物，可是过甘了，过甜了，就反而会伤脾了。你看那些心宽体胖的人，很多都是喜欢吃甜食的，西方营养学认为太多甜食容易导致热量过剩，转化成脂肪堆积在身上导致肥胖，从中医营养学的角度看，是因为脾伤了之后，运化能力下降，吃进去的东西运送不出去导致的堆积。

佳睿　过犹不及。不光是养生，我们的国学当中也非常推崇中庸。

许少雄　是啊，中庸是个非常了不起的境界，可惜很多人都把它理解错了，以为中庸就是碌碌无为，做老好人，其实大错特错。

佳睿　中庸就是不偏不倚。

许少雄　这是"中"，而"庸"为不易，就是不变的意思，我们不能左倾，也不能右倾，同时要坚持这个原则不变，这才叫"中庸"。我们的日常生活，我们的饮食，我们的作息，都应该遵循这个原则。可是有些人面对诱惑总是抵挡不住，你看看那些晚上该睡不睡的人，就是不遵循这个原则的人，玩得过了，虽然年轻的时候能熬，但其实未老先衰的例子举不胜举。陆游有句著名的诗"瓶花力尽无风堕，炉火灰深至晓温。"身体过度透支了，到头来会像插在瓶子里的花一样，内在的东西用尽了，即使没有风的吹拂，也会自己凋零。

佳睿　非常经典的一句诗，应该可以算作养生学的经典名言了。

许少雄　是这样的，我们要学学炉火，用一层厚厚的灰把自己包裹起来，慢慢燃烧，才能"春秋皆度百岁而动作不衰"。我们讲了一方水土养一方人，目的是想告诉大家，平时饮食以当地食物为主，外来食物为辅。既然现代生活为我们提供了食物全球流通的方便，我们就要善用之，不要滥用之。

第六节　食物中见性色味

佳睿　接下来我们是不是重点谈谈食物的性色味?

许少雄　正有此意。了解食物,才能更好地运用食物。就像中医师,必须对各种药材了如指掌一样,营养师就必须对食物非常熟悉,因为这是营养师手头的重要工具。对于大众来说,食物也许是填饱肚子,补充营养的原材料,而对于营养师来说,食物除了营养身体之外,还能纠正身体的偏差,调理身体的功能,干预亚健康状态和慢性疾病。

佳睿　食物还能治病?

许少雄　也可以这么说。古代神医扁鹊说:"安身之命,必资于食;救疾之速,必凭于药。不知食宜者,不足以存生也;不明药忌者,不能以除病也。"唐代的大医孙思邈也说过:"夫为医者,当须先晓病源,知其所犯,以食治之,食疗不愈,然后命药。"

佳睿　这些大医大德们说的都是至理名言啊,"不知食宜者,不足以存生",意思是说,不知道哪些东西合适吃,哪些东西不合适吃,就不能够很好地生存;孙思邈说得更谨慎,当医生的,要先了解病因病机,知道问题的根源所在,先用食疗,没有效果了再用药来治疗,是这个意思吧?

许少雄　你不当医生有点可惜了,完全正确。可见,食物确实能缓解疾病的。

佳睿　食物缓解疾病的原理是什么呢？

许少雄　中医学认为："人得天在之全气，物得天地之偏气"，所有的物都带有偏性，不管是植物、动物还是矿物都一样的。我们前面讲到，自然环境中无时无刻不存在"风、寒、暑、湿、燥、火"六气，而我们自身也存在着"喜、怒、忧、思、悲、恐、惊"七情，这些因素对人体产生着综合的影响，很容易让身体发生偏差，于是，身体就像钟摆一样，不断地左右摆动着。当这种偏差还不那么大的时候，身体自己有纠正偏差的能力，这时候是不会生病的，但是当偏差稍微大一些，身体没有办法自己纠正的时候，我们就生病了，这时候的病还不严重，我们可以利用食物的偏性来纠正身体的这种偏差，这就是食疗了。但是当偏差更大一些，食物调不动了的时候，就必须用中药了。这是孙思邈的思路，也是中医营养师的思路。所以，食物跟中药的差别，其实就是偏性的大小而已，自古以来就有药食同源的说法。

佳睿　难怪，在你的眼里，食物就是可以治病的东西。

许少雄　你也可以看到，营养师，特别是以中医理论作为指导的营养师，在日常生活中还是相当重要的，可以解决许多问题。在亚健康领域，营养师可以起到主导的作用，因为这阶段身体的偏差还没有那么大，利用食物的偏性可以进行有效的纠正；在慢性病调理领域，营养师可以大显身手，在重大疾病经医生治疗后的康复阶段，营养师更可以起到不可估量的作用。

佳睿　很多人已经看到了，一部分人也已经亲身经历过了。中医营养师是不是可以看作是古代的"食医",有点像扁鹊的大哥?

许少雄 如果你愿意这么看,我不反对。我们前面零零散散地谈到过食物的性色味归经的问题,包括前不久我们谈到"一方水土养一方人",其实也跟我们的食物的性味有关系。现在我们比较深入地谈一下食物的性色味归经是怎么影响到我们的健康的。

佳睿 大家一定很期待,也很关注。

许少雄 食物的性指的是它本身固有的特性,温凉平寒热。中医理论告诉我们,当身体处于寒的状态的时候,我们可以用温热的食物加以平衡,而当身体处于热的状态时,我们则用寒凉性的食物来平衡。这是身体失衡的时候的做法,所以,对于一般相对健康的人来说,尽量少吃大寒大热的食物。因为这时候身体处在相对平衡的状态下,如果过多地吃大寒大热的食物,反倒使身体失去了平衡。

佳睿 少量吃一点应该没问题吧?

许少雄 当然,因为食物的偏性没有药物那么大,少量吃是没问题的,但就怕很多人收不住筷子。比如吃烧烤,浅尝辄止一点问题没有,但是我们看到吃烧烤的人一般都是一下子吃两百串烤羊肉,还大呼不过瘾。

佳睿 这就是《黄帝内经》所说的"以欲竭其精,以耗散其真,不知持满,不时御神,务快其心,逆于生乐,起居无节,故半百而衰也"。

许少雄 太对了,你也开始引经据典了。话说回来,对于一般相对平衡的身体,平时饮食建议选择温凉平的食物就可以了,并且以平性为主。当然，完全平性的食物是几乎没有的，所以只能是平偏温或者平偏凉。

佳睿　具体有哪些食物呢？

许少雄　比如粳米、玉米、番薯、马铃薯、山药、芋头、黄豆、黑豆、豌豆、蚕豆、南瓜、胡萝卜、甘蓝、菠菜、蘑菇、香菇、猴头菌、木耳、花生、白果、芡实、南瓜子、青梅、橘、大枣、葡萄、菠萝、橄榄、栗子、乌骨鸡、白鸭肉、鹅肉、鸽、鹌鹑、猪心、猪肺、猪肾、猪蹄、鸡蛋、鹌鹑蛋、海参、乌贼鱼、黄花鱼、带鱼、牡蛎肉、泥鳅、鲫鱼、蜂蜜等。

佳睿　这是大部分的人都可以选择的食物了。

许少雄　身体已经发生偏差的人也可以选择。

佳睿　你不是说身体发生偏差的时候，"寒则热之，热则寒之"吗？

许少雄　这是指有意识地搭配进一些大寒大热的食物，而不是说全部用大寒大热的食物，否则很容易矫枉过正，而且事实上我们的机体也没办法一下子接受全部是大寒大热的东西的。中医治病的时候很多的药方子是寒热并用的，使用食物也是一样的道理。

佳睿　嗯，这才是学问。

许少雄　凉性的食物有小麦、大麦、小米、绿豆芽、豆腐、水芹、莴苣、茼蒿、丝瓜、黄瓜、茄子、金针菜、白萝卜、西芹、白菜、枸杞叶、梨、枇杷、无花果、苹果、草莓、柠檬、菱、罗汉果、水牛肉、鸭蛋、麻油、薏苡仁、赤小豆、番茄、慈姑、牛奶、猪肉等等。

佳睿　我一直以为麻油是热性的，坐月子的人都要大量用麻油的。

许少雄　麻油烧开以后才是热的。性温的食物有糯米、樱桃、石榴、桂圆、荔枝、韭菜、洋葱、葱白、生姜、大蒜、胡桃仁、鸡肉、鸡肝、芫荽、桃、杏子、牛肚、黄牛肉、牛鞭、猪肝、猪肚、狗肉、鹅卵、对虾、鳝鱼、茴香、赤砂糖、醋等等。

佳睿　狗肉不是热性的吗？

许少雄　是温性的，如果狗配上黑豆、枸杞、肉桂等物去炖，才是热性的食物。

佳睿　酒应该是热性的了吧？

许少雄　酒是标热本寒，就是说，表面是热性的，比如喝几口，特别是高度白酒最明显，好像要烧心似的，但喝多了以后就变寒了，如果你到医院的急诊科去看，就会看到喝高了，急性酒精中毒的人被抬到医院，都是裹着厚厚的棉被来的。

佳睿　你不说还真不知道呢，平时很少听到这些信息。

许少雄　应该说平时很少关注这些信息。你知道"视网膜效应"吧？当一件事情没有进入你的视网膜的时候，你会忽略它的存在的。而当你有一天突然关注一件事情的时候，你会惊讶地发现，满大街都是。这是有心理学依据的。

佳睿　真是这样的。

许少雄　现在我们知道了食物的五性以及对身体的影响，很多人就开始要"热则寒之，寒则热之"了，比如说上火了，有的人就会去拼命地吃寒凉性的食物，或者喝凉茶。

佳睿　这又不对了。

许少雄　如果事情这么简单，大家都可以当医生、当营养师了。上面这种做法叫做断章取义。明代大医师李中梓说过："治虚邪者，当先顾正气，正气存则不致于害。且补中自有攻意，盖补阴即所以攻热，补阳即所以攻寒。世未有正气复而邪不退者，亦未有正气竭而命不倾者。"意思是说，外来的邪气导致了身体虚弱，这时候要攻邪外出必须先照顾身体的正气，先补足正气，才不致对身体造成伤害。在补正气的时候其实也有攻邪的意思在里面，比如说补阴，其实也是在清热，补阳气，其实也是在驱寒。所以中医强调要辨证，有些热是因为阴虚造成的虚热，这时候应该补阴而不是喝降火茶；有些热是实热，当然这时候就应该直接用寒凉性的食物或中药来清热了。

佳睿　不能单纯地见风就是雨，一感觉有热就吃凉的，这个大家一定要记住，不要擅作主张，最好找中医师或者中医营养师来辨证一下。

许少雄　真正大寒大热的食物倒不是特别多，大热的食物比如辣椒、胡椒、干姜、肉桂等；大寒的食物比如绿豆、苦瓜、西瓜、香蕉、山竹、贝壳类海鲜等。这些东西并不是不可以吃，而是要根据身体的基本情况，正确搭配来吃，这样就能达到物尽其用的效果。

佳睿　食物都摆在那里，关键是你怎么去应用它来为自己服务。

许少雄　就是这个意思。关于食物的颜色和健康的关系，我们也谈到过一些了，这里再补充一下。食物的五色，指的是绿、红、黄、白、黑五种颜色。中国营养学会给老百姓的饮食指南也提到每天饮食要做到"五大类，五种颜色、二十种以上食物"，可见食物的颜色跟我们的健康有密切的关系。中医学认为，五色分入五脏，具体地说就是绿色归肝，红色归心，黄色归脾，白色归肺，黑色归肾。当然，也不绝对。

佳睿　颜色为什么会影响到脏腑的功能呢？

许少雄　我们的古人们没有各种仪器去分析这里面的科学道理，但他们通过临床观察，并且运用逻辑推理，发现了颜色和脏腑的关系。《黄帝内经》中说道："东方青色，入通于肝，开窍于目，藏精于肝；南方赤色，入通于心，开窍于耳，藏精于心；中央黄色，入通于脾，开窍于口，藏精于脾；西方白色，入通于肺，开窍于鼻，藏精于肺；北方黑色，入通于肾，开窍于二阴，藏精于肾。"这里面的颜色指的并不是食物的颜色，而是五方所对应的颜色特征，是五行的属性决定的。但是，五行可以对应万事万物，所以后来就延伸到食物了。

佳睿　用现代科学可以解释颜色和五脏六腑的关系吗？

许少雄　我们可以这样来理解，我们所看到的自然光是白色的，但是通过三棱镜，可以看到白光被分解成七色光，也就是赤橙黄绿青蓝紫。所以太阳光是混合光，太阳光照射到各种物体上，不同物体呈现出各种不同的颜色来，这是因为其他颜色的光都被物体吸收了，被反射的光决定了物体的颜色，也就是说被呈现的颜色没有被吸收。光本身是一种振动波，有自己的固有振动频率，与所照射的物体之间有共振的现象存在。这就是为什么有些光波会被物体吸收，而有些则只能被反射。脏腑也具有物质的特性，和光之间也存在着同样的关系。

那么，某种光的振动频率对某一脏腑会产生相应的作用就很容易明白了。

佳睿　原来是这样。

许少雄　是的，至于为什么绿色光（相对应的就是绿色食物了）会对肝脏产生较大的影响，红色光会对心脏产生较大影响，可以交给自然科学家们去研究，我们只要知道它们之间有这样的关系就可以了。我看到一些古代的医案，有医生在治疗肾病患者时，确实把患者的房间四壁都涂成黑色，在治疗心阳不足的患者时建议患者多穿红色衣服。事实证明，有很好的辅助疗效。不过，我在想，这应该就是中医学里面所谓"同气相求"的道理。因为气也是一种能量，一种振动波，这是脏腑的"阳"所发出的，而我们吃各种颜色的食物，不也在摄取它们取自天地的精华之气吗？

佳睿　太神奇了，这也说明还有很多事情是我们所不知道的，或者古代的人已经观察到了，而我们现代人没有继承，没有学到。以后，面对自己不知道的东西，最好还是不要随便评论，以免暴露自己的无知，还贻笑大方。

许少雄　你这是至理名言啊！

佳睿　食物的五性对人体的影响容易理解，就是这个颜色怎么会跟五脏六腑有关，很久以来我都没想明白，你这么一解释，就豁然开朗了。

许少雄　五行中，"木火土金水"之间存在相生相克的关系，所以五行是个平衡系统，由于某些因素的刺激，而导致任何一方太强了，就会削弱其他的方面，并因此引起连锁反应。既然我们知道了颜色跟五行、五脏的关系，一方面，在身体没有生病的情况下，可以用平衡的饮食来加以巩固，比如我们可以经常做五色菜、五色汤。另一方面，如果身体已经失去了平衡，我们可以在中医诊断的前提下，有意识地加强薄弱的一方，而找回失去的平衡，这样，身体就慢慢恢复健康了。

佳睿 五色菜、五色汤？能不能给大家举个例子？

许少雄 比如在大夏天里，我们可以选择小青瓜、西红柿、菠萝、百合、黑木耳，炒成一盘杂菜，可以全素，也可以半荤半素。如果是半荤半素，可以加牛肉片、瘦肉片、猪肚、猪肝等。具体做法是，牛肉片或瘦肉片先炒好放在过渡盘中，刷锅重新下油，烧热，不容易熟的蔬菜先下，按先后次序把菜拌炒熟，再把荤菜回锅一起拌炒，加盐调味就可以直接装盘了。

佳睿 这个菜五颜六色，看着就有食欲，虽然闻不到，但感觉就是香。

许少雄 如果身体是平衡的，各种食物可以平均地吃，如果某一脏腑有问题，在比例上就要做个调整，有所倾向了。五色汤也一样，比如我们可以用青豆、胡萝卜丁、玉米粒、山药丁、水发香菇来炖排骨或者猪小肠（最好是先做成套肠），这个汤也一样色香味俱全。

佳睿 这些菜啊汤的，都很简单，很容易做啊。

许少雄 就是因为简单容易学，大部分的人才能做，也才更有意义，如果每道菜都弄得跟大酒楼里面的菜肴那样复杂，就不是一般人能做的了。现在很多人觉得做饭是件苦差事，每天只想着饭来张口，这给很多餐馆带来了生意。现在有个指标，看一个城市的生活节奏，只要看这个城市的快餐业发达与否，这很让人担忧。其实，做饭是件颐养身心的乐事，经常在家里自己做饭，做多了，很多食材信手拈来，浑然天成，左右逢源，游刃有余。如果面对做饭，每天都愁眉苦脸的，心不甘情不愿的，甚至心情恶劣，摔盆摔碟的，那就宁可不做，要不然，做出来的饭菜很可能都有毒。

佳睿 夸张吧？

许少雄 你看看《水知道答案》这本书就明白了。

佳睿 这本书我看过了，啊，我明白了。我们的思维、我们的心情也是一种能量，也是一种振动波，能影响水分子的排列结构，能影响到所做饭菜的质量。

许少雄 道理就在这里。精神和物质的东西，本来就是相辅相成的，这才是我们真实的世界。关于精神，我想应该有两方面的内涵，一是能量，一是信息。学术界普遍认为，三个元素构成整个宇宙，这就是：物质、能量、信息。而物质和能量之间，又有相互转换的关系，爱因斯坦的相对论揭示的就是这样的真理：$E = mc^2$，其中 E 代表能量，m 代表质量，而 c 就是光速。

佳睿 学习中医营养学还要学这么多的自然科学？

许少雄 现在的人都信奉"科学"，觉得如果科学解释不了，那就是不科学，就不是真理。其实，一般的人又能懂多少科学呢？就算是科学家们，成就越高也就越是发现知道的太少，所以这些科学家们是令人尊敬的。而往往是那些似懂非懂的人经常批评这个，指责那个。

那天听一位老师说过一句话，非常经典："不怕中医是伪科学，就怕科学是伪真理"。真正的科学也是在不断发展变化中的，就像经典物理学慢慢演变成现代物理学，演变成量子物理学一样，人们的认知水平也在不断的否定之否定中提高。之前我听说科学家发现，对于整个宇宙，已知的确定存在的部分只占了不到 5%，就是这 5%，也还没研究清楚呢。

佳睿 是这个道理。

许少雄 我们经常讲天人合一，人体中自有个小宇宙，从现代科学研究的结果看，还真的是这样的：构成人体的各种元素的比例，和构成地球的各种元素的比例是比较一致的，不仅如此，我们血液中的各种电解质的比例，和海洋中各种电解质的比例也有些相似。这是物质的层面。

佳睿 这太神奇了。

许少雄 伟大的大自然真是鬼斧神工啊！我曾经读过一段非常美的文字，就是用来赞美大自然的。"我爱太阳，它温暖我的身体；我爱雨水，它洗净我的灵魂；我爱光明，它为我指引道路；我也爱黑夜，它让我看到星辰；我迎接快乐，它使我心胸开阔；我忍受悲伤，它升华我的灵魂""飞鸟，清风，海浪，自然界的万物不都在用美妙动听的歌声赞美造物主吗？我也要用同样的歌声赞美她的儿女"。

佳睿 太美了！我们如果每天都能用这样的心情来生活，生活将有多么美好啊！

许少雄 其实我们每个人都可以的，这只是自己的一个决定。我们总觉得有些烦心事，是别人惹出来的，是工作给予的，其实，这只是因为我们愿意看到、听到或者接受这些信息，这就是我们前面谈到的"视网膜效应"。如果我们选择忽略它们，那么它们慢慢地就会从我们的视线中消失。

佳睿　这不是"阿Q精神"吗？

许少雄　我们说的是心理学原理，而很多人是不愿意这么认为的，所以不管我们怎么解释，大多数的烦恼依然存在。毕竟，每个人都有选择的权力和能力，这正好是每个人与生俱来的最大的力量，以后有机会再来专门聊这个话题吧。

佳睿　好。刚才谈到物质层面，那么，在能量方面呢？

许少雄　我认为，我们每天都要吃饭，都要喝水，我们每时每刻都在呼吸空气，我们经常沐浴着阳光，我们的身体内部每时每刻都在进行着新陈代谢，我们不断地通过皮肤散热，我们也不断地排泄着糟粕，回归大地。也就是说，我们不断地在和大自然进行着能量的交换，从来没有间断过。

佳睿　信息层面又怎么理解呢？

许少雄　我们身上的血在流动，就会有血压，有脉搏，有心律；我们不需要想就会不断地在呼吸；我们有各种内分泌的活动，这些，都有时间的节拍，早晨起床的时候，脉搏和呼吸比较和缓，血压比较低，心跳比较慢一些，而到了中午，这一切都会加快，这有一个24小时的节律，也就是中医讲的"子午流注"。地球自转一周是一天，人们的各种生理活动就有了昼夜的节律；月球绕地球一周，人体的活动就有了月节律，女性的月经周期最能说明问题；地球绕太阳一周，人体的活动就有了四季的节律，也就是年节律，比如我们的脉象有春弦、夏洪、秋毛、冬石。人体的信息活动，完全和大自然密切相关。

佳睿 古人是怎么知道这些事情的呢？

许少雄 一方面通过实践、观察，一方面通过总结、思考、类比、推理。古人没有那么多事，没有那么多好玩的，没有科技以及科技的各种产物，一切只能靠自己，这些都是他们潜心研究所得。

佳睿 现在的人只会玩手机电脑，很多高科技的产品让人的惰性不断在增长，人的各种能力都已经在退化了，以后的人会变成什么样子呢？

许少雄 这不是我们现在讨论的话题。我们还是接着讨论食物的五味吧。五味指的是酸苦甘辛咸。《黄帝内经》中的"五味入口，藏于胃，以养五脏气""五味入胃，各归所喜。故酸先入肝，苦先入心，甘先入脾，辛先入肺，咸先入肾，入而增气，物化之常也"就能概括。

佳睿 这些经文浅显直白，比较好理解。

许少雄 下面这段经文，是我们要特别注意的："辛走气，气病无多食辛；咸走血，血病无多食咸；苦走骨，骨病无多食苦；甘走肉，肉病无多食甘；酸走筋，筋病无多食酸。"因为辛味是发散的，走气分，气属阳，气不足则脏腑的机能就会低下，比如出现消化不良、心跳无力、四肢无力、咳喘气促等问题，这时候尽量不要吃辛辣味的食物。咸味走血分，血属阴，肝阴不足的时候血小板会减少，脾阴不足的时候白细胞会降低，心阴不足的时候血红细胞会减少，瘀血也属于血分病，出现血分病的时候，尽量不吃咸味食物。还有，比如被蛇咬了，用了蛇药解毒之后，做菜少用盐，伤口才能好得快。血压高了，饮食一定要清淡，血压才稳定。骨是肾管辖的，而从西方营养学的角度看，骨骼是由钙和胶原蛋白组成的，钙除了构成骨骼和牙齿以外，其他的组织也含有不少的钙，身体中含钙量由高到低排序分别是：骨、筋、血管、肌肉。如果有风湿骨痛、痛风、佝偻病、筋脉痉挛、血管痉挛、肌肉萎缩、骨质增生之类问题的时候，尽量不要吃苦味的食物，否则也很难治好。甘甜味的食物会伤脾，而脾主肌肉，饭量很好却不长肉的人，是不能吃甜品的，否则越吃越瘦，肌肉越松弛；心肌无力也是肉病，因为心肌也是肌肉。筋病包括筋脉拘紧、膝盖寒凉酸痛、手抖动、眼睛斜视等，过多吃酸味食物会加重这些症状。这就是中医所说的"五禁"。

佳睿　长知识了，我保证很多人都不知道这些禁忌的。

许少雄　因为平时很少有人会谈论到这些问题。《黄帝内经》还有一段话是这样说的："多食咸，则脉凝泣而变色；多食苦，则皮槁而毛拔；多食辛，则筋急而爪枯；多食酸，则肉胝皱而唇揭；多食甘，则骨痛而发落。"意思是吃过多的咸味食物，用过多的盐，血脉会凝涩而不通畅，面色变得苍白；吃过多的苦味食物，皮肤干枯如槁木，汗毛会脱落；吃过多的辛辣味食物，筋脉拘急痉挛，手指脚趾和指甲也会枯槁；吃过多的酸味食物，肌肉会变得粗厚而多皱折，甚至萎缩，口唇掀起，要多难看有多难看；吃过多的甜味食物，会导致骨骼疼痛，头发脱落。这是五味太过所导致的伤害。

佳睿　现在的人喜欢吃重口味的食物，是不是表示五味太过了？

许少雄　正是这样的，所以现在那么多的问题，层出不穷，大都跟日常饮食有密切的关系。所以说，中医营养学大有作为。

佳睿　我们每天吃的食物分别是什么味呢？

许少雄　因为食物的品种太多了，所以我们也只能举例说明。酸味的食物很多，大家最容易想到的大概就是醋了。醋是温性食物，味酸，吃饺子的时候通常都要蘸点醋吃，闽南人吃牛肉、吃面条的时候都喜欢加点醋。

佳睿　流感的时候很多人会用醋来薰房间，民间出现鱼刺卡到喉咙的时候经常用醋来软化鱼刺。

许少雄　还是要向医生寻求帮助。但除此之外，醋还有很多作用，比如：醋可消除疲劳，醋中含有丰富的有机酸，可以促进糖的代谢，并使肌肉中的疲劳物质乳酸和丙酮酸等被分解；

佳睿　以后走路走累了，小腿酸痛的时候就可以用醋来擦了，是不是也得吃点？

许少雄　对，光擦效果不理想，还是加在食物里面吃点比较好。醋可帮助消化，有利于食物中营养成分的吸收。醋中的挥发物质和氨基酸等可以刺激人的大脑神经，促进消化液的分泌；醋可调节血液的酸碱平衡，维持人体内环境的相对稳定，还有一定的软化血管的作用；醋还可以抗衰老。

佳睿　女生最爱听这话了。

许少雄　男生也不希望衰老啊。西方营养学认为，醋可以增强肝脏的功能，促进新陈代谢，这和中医营养学不谋而合；醋可使体内过多的脂肪转变为体能消耗掉，并促进糖和蛋白质的代谢，可防治肥胖。

佳睿　这话更多人喜欢听了，可是，吃太多的醋，胃应该会受不了的。

许少雄　确实是这样的，所以凡事都有个度，希望大家听了这一段话之后不要突然成为醋罐子才好。

佳睿　很有可能，有些人可能刚把频率调到咱们这里，只听到你前面的这一小段话。

许少雄　希望不会产生误导。

许少雄　山楂也是典型的酸味食物。

佳睿　小时候经常吃山楂做的冰糖葫芦。

许少雄　如果食肉太多造成积食，吃点山楂是很好的。有时候吃撑了，又不知道到底是吃了什么撑住了，可以用炒焦的山楂、麦芽、神曲一起泡水喝，一会儿又觉得饿了。

佳睿　饮食不节，经常胡吃海喝的人听到了吗？解药来了。

许少雄　不过，因为山楂有比较强的收敛和破气化瘀的作用，不是越多越好，特别是孕妇，是不可以吃山楂的，以免刺激子宫收缩导致流产。

佳睿　所以我们说任何东西没有绝对好，也没有绝对不好。味酸的食物应该还有很多吧？

许少雄　比如赤小豆、桃、杏子、枇杷、石榴、青梅、橘、葡萄、苹果、樱桃、橄榄、桑葚、荔枝等等，都是味酸的食物，大家一定要根据需要来进行选择，因为每个食物都有自己的性味归经和功效。

佳睿 味苦的食物呢？

许少雄 首先就是苦瓜了，苦瓜具有清热祛暑、明目解毒、利尿凉血、解劳清心的功效，从这些方面看，各种的好。但是因为苦瓜性寒，不能多吃，特别是脾胃虚寒，冬天手脚冰冷的人，我们说过冬病夏治，真正的含义是夏天防寒，炎炎夏日，酷暑难当，很多人好像要不惜一切代价一样的吃苦瓜，这很危险，毕竟，性寒凉的食物会耗掉我们身上很多的阳气。

佳睿 客观辩证地看问题。

许少雄 魔芋、莴苣、枸杞叶、白果等等都是苦味的食物，大部分动物肝脏是味苦的。酒的味是苦和辛，两边都算。

佳睿 那么，味辛的食物呢？

许少雄 也很多，比如芋头、魔芋、白萝卜、辣椒、胡萝卜、旱芹、西芹、韭菜、茼蒿、芫荽、洋葱、葱白、大蒜、胡椒、花椒、桂皮等都是。

佳睿 是不是有特别芳香味的食物都算？

许少雄 很多都是，但不能完全等同。

佳睿 茉莉花也是味辛吗？

许少雄 确实是，茉莉花味辛、甘，能够理气、开郁，还能够醒脾。

佳睿 理气、开郁好理解，醒脾怎么说？

许少雄 《中医大辞典》解释："醒脾就是用芳香化湿健脾药物，

祛除湿邪，健运脾气，以治疗脾为湿困，运化无力的病证"，脾受湿以后，好像喝醉了酒，没法做事情了，"醒脾"就是用芳香的药物或者食物让脾醒过来继续工作的意思。

佳睿　原来是这样的。

许少雄　你看过《神医喜来乐》这部连续剧吗？有个王爷的女儿牙关紧闭，水谷不进，请了多少御医，药都吃不进去，大家束手无策，眼看就不行了，这时机缘凑巧，来了喜来乐，用一种熏蒸的办法醒脾，结果真救活了。醒脾在中医治疗中是很常用而且很重要的方法。

佳睿　说到醒脾，应该讲讲味甘的食物了。

许少雄　我认为，味甘的食物是最好的。

佳睿　为什么呢？

许少雄　我们说过，脾在中医学的地位是非同小可的，通过它的运化，才有可能把我们每天的食物变成全身的气血津液，并补充被不断消耗掉的先天肾气，也就是中医所说的养五脏而灌四旁。我们也讲过，一年四季的最后十八天都属土，称长夏，一年四季都要健脾养胃，所以，甘味的食物自然是最多的。粮谷类如粳米、糯米，豆类如黄豆、白扁豆，各种瓜大部分都是味甘的，肉类食物也大部分味甘，比如猪肉，就有健脾和胃补虚的作用，海参、黄鱼、海蛎也都味甘。如果要认真罗列，非常之多。

佳睿　这应该是上天的安排吧？

许少雄　是啊，我们随时随地都在调养脾胃，但是，光看食物的味还不行，还需要结合它的性、色和归经，根据自己的体质状况进行选择，才能真正把脾胃补养好。

佳睿 好，最后一个味，应该是咸了。

许少雄 对，味咸的食物也非常多，海鲜就大部分是味咸的，而海鲜的品种简直数都数不过来。上次看到一位朋友用手工画了三百多种的鱼，而这才是众多鱼类中的一小部分呢，还有各种贝壳类、软体类海鲜。除此之外，粟米、鸽、牛鞭、猪肉、猪心、猪肾、猪血、猪蹄也都是味咸的食物。单纯从食物味的分布来看，养护脾胃和养护肾气的食物居多，这也说明了，先天之本和后天之本是我们日常生活中最应该注意的。

佳睿 这是中医营养学给我们的启示。

许少雄 你说得太对了，我们不能机械地学习和了解我们身边的事物，而应该不断进行联想、综合、分析、总结，这样才能够真正帮助我们维护健康。

第二章

舌尖上的五季

第一节　春暖花开觅食踪

佳睿　前面我们讨论了食物的性色味，我们还必须结合一年四季的变化，才能更好地选择食物。下面，我们就从四季饮食讲起吧。

许少雄　好的，我们先来说说春季的季节特点，以及我们的身体在春天里会有什么样的变化，我们怎么样和季节的变化、环境的变化相适应，然后我们再来讲，到了春季，阳气在升发，我们如何选择能助长阳气升发的食物。

佳睿　嗯，如此甚好。

许少雄　《黄帝内经》里面有很多篇文章谈到四季的变化对人体的影响，比如《四气调神大论》《金匮真言论》《宝命全形论》《六节脏象论》《五癃津液别》等。其中《四气调神大论》可以看作是四季养生的总纲了。文章的第一段说的就是春天的事："春三月，此谓发陈。天地俱生，万物以荣，夜卧早起，广步于庭，披发缓形，以使志生，生而勿杀，予而勿夺，赏而勿罚，此春气之应，养生之道也。逆之则伤肝，夏为寒变，奉长者少。"

佳睿　你给大家解释一下吧。

许少雄　春天到了，这是个"发陈"的时节。发陈有几个方面的意思，一是闭藏陈积在身体里面的阳气开始徐徐升发出来了，一是潜伏在身体里面的陈年旧疾很可能被勾出来，还有，就是大自然中蛰伏着的小动物，包括细菌病毒等微生物，也随着春气的到来而蠢蠢欲动。但不管怎么说，这都是一派勃勃生机。这时候好像天地也从严冬中苏醒过来了一样，我们的作息应该随着春气的到来而进行调节，从冬天的早睡晚起，改成晚睡早起。

佳睿　你这里说的早睡晚睡，早起晚起，有什么标准吗？

许少雄　我们现在的生活形态和古代已经完全不同了，古代人的日出而作，日落而息，我们已经做不到了，所以比较适合现代人的作息规律，而又为大多数人所认同的，是将晚上 11 点作为一个界限，超过 11 点睡觉就是熬夜了，因为 11 点是子时的开始，属于胆经，胆也主疏泄，这时人应该处在睡眠之中，才有利于胆的工作。那么，晚睡的概念就是接近 11 点睡觉，而早睡就应该是 10 点或者 10 点之前。古代有个点卯的规定，就是卯时必须准时上早朝，卯时的起点就是早晨的 5 点。5 点要赶去上早朝打卡点名，那得几点起床呢？因为起床后要漱洗，打太极，吃早饭，还要坐轿赶路，至少应该 3 点起床吧？现在的年轻人，恐怕凌晨 3 点还没上床呢。所以，很多人觉得，早晨 5 点起床可以算是早起，而超过 7 点起床就算晚起了。

佳睿　看样子这个标准还是有比较多的人会认可的。

许少雄　这是有科学根据的。春天来了，万物随着阳气的升发而开始繁茂起来，我们也可以逐步给身体"松绑"，慢慢解开冬天给身体加上的种种束缚，在庭院里，在小区里大踏步地行走，初春的时候还不适合剧烈运动，只能"广步于庭"。中医学认为，动为阳，符合阳气的升发，同时，动起来，还能计上心头，因为一年之计在于春，要为一年的行动做计划，必须让自己先充满活力，进入状态，让我们的胸怀开阔起来，让我们的心境充满欢喜。

佳睿 真好，让所有的人都看到你充满激情和活力。

许少雄 应该是让所有的人都有这样的状态。所以这时候要"生而勿杀，予而勿夺，赏而勿罚"，才能真正拥有这样的心情和远大的志向。你有没有见到春节期间的很多寺庙道观，都是人山人海，烟气缭绕的，很多人都在这个时候祈福，希望新的一年能如愿以偿。

佳睿 大家都有这个愿望啊。

许少雄 可是你有没有发现，灵验的并不多。

佳睿 为什么呢？因为这仅仅是一种迷信活动？

许少雄 我们仔细分析一下大部分人的祈祷词，你就会发现，大家都在向神明索取："请保佑我生意兴隆""请保佑我官升三级""请保佑我考上大学""请保佑我早生贵子"……还有很多人企图给神明行贿，你只要看看有多少人在为一己之利许愿就知道了。虽然这只是一种迷信活动，但是就算在日常生活中，我们也应该给予，而不是去索取，就像春天我们应该播种而不是收获一样。

佳睿 原来如此。

许少雄 不过这个话题不是我们今天要讨论的。我只想说，我们要养生，要身心健康，方方面面都很重要，都是相关的。春天到了，我们要顺着春气而升发，不要违背自然规律。春天到了，有很多问题会应运而生。春主风，加上气温时高时低，如果不留意，很容易感冒咳嗽，诱发哮喘。初春在北方仍然干燥，会出现口干舌燥、口唇干裂等问题，所以北方还得注意防燥；而在南方地区，湿气已经开始增加，要开始注意祛湿了。

佳睿　面对这样的情况我们吃点什么呢？

许少雄　葱姜蒜在这个时候是非常好用的。我们可以用小葱白三五根，连根须一起洗洗干净，再加上一个橘子皮……

佳睿　是新鲜的那种吧？

许少雄　对，这个季节橘子没了，但有金橘子，这个得多下几个，或者用芦柑皮来代替也行，实在没有，橙皮也行，但效果会差一些。小葱白和橘皮一起煮水，再加点红糖，这个汤可以祛风散寒，预防感冒，在感冒初起时，甚至伴有咳嗽的症状，都可以用，如果用得及时，效果还真的不错。

佳睿　现在很多人怕吃药，这种方法很受欢迎。

许少雄　身体比较虚寒的，隔天早晨可以开始喝杯红糖姜水了，晨起的时候如果条件允许，还可以用姜水泡泡脚，更容易把阳气拉升起来。由于春季细菌病毒繁殖得非常快，而大蒜有消毒杀菌的作用，所以不妨适当吃点大蒜。大蒜捣烂生吃效果更好，当然，拿来炒菜、煲汤也是可以的，比如做茄子煲、兔肉煲、甲鱼煲，东南亚风味的肉骨茶，都要用到大量的蒜头。（第290页）

佳睿　你知道怎么做肉骨茶吗？

许少雄　这个并不复杂，只要有一袋专用的肉骨茶调料就可以了。我们先选用中排，就是猪排骨去掉头尾，中间那些平整的部分，剁成小块，焯去浮沫后，和肉骨茶的调料一起放在炖锅中，加适量的水，然后放进一整个的大蒜头。注意，不可以掰成一瓣一瓣的，必须整粒。然后盖上锅盖，大火把水烧开，改小火慢炖，直到排骨炖熟了，加点盐调味一下就可以上桌了。

佳睿 说得让人快流口水了，我得去试试这道汤。在春天里喝这汤应该不错吧？

许少雄 是的，这汤还真有温阳升阳气的作用。厦门有个著名的小吃，蒜蓉枝，有点类似天津的大麻花，外面必须要有一层的蒜蓉，就是大蒜泥，吃起来才会"倍儿香"。厦门的沙茶面也必须加大蒜蓉才够味，所以大蒜在日常生活中的应用是很广泛的。

佳睿 大蒜如果长成苗了，可以用在什么地方呢？

许少雄 厦门的海蛎煎你吃过吧？味道还不错吧？把海蛎用盐先抓一下，才能把海蛎洗干净，然后放上切细的大蒜叶，如果加一点胡萝卜丝，颜色会更漂亮一些，再加上地瓜粉，打两个鸡蛋进去，搅拌均匀。油锅烧至五成热，开始有点冒烟了，倒进适量的搅好的海蛎，摊平，感觉煎至地瓜粉凝固了，稍变色了，翻一面再煎，必要的时候再沿锅边加一点油，翻煎几次，一直到整个煎熟了起锅装盘，再煎第二锅。装好盘的海蛎煎上面要放点芫荽，盘边要放点甜辣酱，这就是个地道的海蛎煎了。（第285页）

佳睿 我感觉都闻到香味了，这个话题千万不能在肚子饿的时候来讲。

许少雄 你有没有发现我在讲做菜的时候特别流利？

佳睿 是啊，为什么？

许少雄 因为贪吃。很多优秀的厨师好像都是男士，我想大概也是因为男人更贪吃吧。厦门人很喜欢将酱油作为调料的食物，有几个海鲜大排档，都是以酱油为"招牌"的。

佳睿 用酱油做调料的食物是南方的一大特色吧？具体怎么做呢？

许少雄 这是烹饪海鲜的一种常见的做法。先把锅里的油烧开，加姜蒜爆香，放入酱油，同时加适量的水，烧开后放入各种海鲜，盖上锅盖，再烧开，放入葱段或蒜段、辣椒丝等，再烧开就可以起锅了。既简单又好吃。（第289页）

佳睿 用酱油做调料的海鲜是健康食物吗？

许少雄 一般是的。你有没有注意到，海鲜一般偏寒凉，但用酱油煮水的过程当中使用了很多葱姜蒜甚至辣椒，这就大大地平衡了海鲜的这种寒凉性质，是个非常不错的做法。酱油水海鲜是一年四季都可以吃的，对于春季来说，由于葱姜蒜都有助阳气升发的作用，所以是个很理想的做法，而且非常简单，一般家庭都能做，就算从来没有下过厨房的人，也能轻松地做出来。当然，如果有皮肤问题的人、长过疮疖痈的人或是做过手术的人，春季就不适合多吃海鲜了，因为很多海鲜是发物。

佳睿 什么是发物？对身体有什么影响呢？

许少雄 发物是指富有营养，但有某种刺激性，特别容易引发过敏，或诱发某些疾病，尤其是旧病宿疾，或加重已发疾病的食物。从中医营养学的角度说，发物就是能动风生痰，发毒助火助邪的食物，如海鲜、河鲜中的虾、蟹、无鳞鱼、鲤鱼、螺、蛏等等都是，其他种类的食物中也有不少是发物，比如花生、竹笋、香菇、韭菜、菠菜、鹅肉、公鸡、猪头肉等等，种类很多，没办法完全罗列。

佳睿　看来平时这些东西还是不能乱吃的。

许少雄　对于正常的人来说，但吃无妨，只是，要掌握一个分寸，我们讲过，物无美恶，过辄为灾。因为春天是个升发的季节，虽然万紫千红，姹紫嫣红，但也危机四伏，尽量小心一些。

佳睿　现在我们知道了，春季里发物不要随便乱吃。春天还容易出现什么问题呢？要怎么来预防？

许少雄　春天因为气候不稳定，稍不注意，很容易外感风寒。风寒邪气是阴邪，容易伤人阳气，我们体表的阳气由足太阳膀胱腑化生，循膀胱经和三焦经向体表输送，并且通过肺的宣发功能均匀地遍布全身。这种阳气也称为卫阳之气，会不断被消耗掉，需要及时得到补给，真正的补给站就是我们的中焦脾胃，脾胃通过运化水谷精华物质，转化为气、血、津液，这就给卫气提供了能量的补充。所以要维护卫阳之气不弱，就要认真补胃健脾。还有，春天属木应肝，肝气比较活跃旺盛，很容易克制脾土，导致食欲不振，运化失司，也同样需要好好地养脾。

佳睿　养脾的方法都有哪些呢？

许少雄　其实很简单，凡是味甘淡的食物都有养脾的功效。味甘淡的食物是最多的，我们简单举几个例子吧。比如小米，味甘性平偏凉，有健脾和胃的作用，适用于脾胃虚热、反胃呕吐、腹泻，还有产后、病后身体虚弱的人来吃。小米熬粥时上面浮着的一层细腻的黏稠物，有的地方叫做"米油"。中医认为，米油的营养特别丰富，滋补力最强，有"米油可代参汤"的说法。

佳睿　是有这个说法，小米煮粥吃就可以了吧？

许少雄　当然可以，单纯的小米熬粥很养人的，不过，小米加大米各半熬粥喝更合理，如果气虚比较严重，还可以加入适量的黄芪一起煮。辽参泡发好去肚肠，洗干净，小米粥熬到差不多熟的时候，再把海参放在小米粥中煮一会儿，一起吃，也是非常滋补的。

佳睿　餐馆里面曾经见过这道菜，但他们用的好像不是小米。

许少雄　每个酒楼的做法不太一样，但更侧重在吸引顾客眼球，我们在家里自己做，用小米就可以了。

佳睿　我们自己做，就用最简单最原始的办法。

许少雄　小米的滋补之力还有个典故。我们当年就是靠小米加步枪打下的天下，如果大米加步枪，估计还不一定能打赢。我看过很多抗日战争的片子，在沂蒙山区我们英勇的八路军战士和日寇顽强作战，很多人受伤了，当时的条件非常艰苦，养伤靠的就是小米粥。

佳睿　为什么小米这么养人？

许少雄　你知道的，大米也叫水稻，必须在稻田里才能种出来，同样的，很多谷类食物比如高粱、燕麦、大豆，都必须在庄稼地里才能种出来，而小米不一样，只要有点泥巴的地方，哪怕在悬崖峭壁上，都能长得出来，它有特别顽强的生命力。或许，比起我们真正从食物中吃到的，更重要的就是这种生命力，这也是中医常说的气的范畴。

佳睿 你这是妙论还是谬论呢?

许少雄 哈哈,算是个趣谈吧!南瓜也是味甘的食物,应该在全国各地都有。

佳睿 南瓜我爱吃,属于瘦身、抗癌食物。它的做法也是异彩纷呈的。

许少雄 其实任何食物,只要搭配合理,都能控制体重,都能抗癌。我看过很多当代、现代的名老中医的医案,他们在治疗癌症的时候很少用到像所谓能治癌的白花蛇舌草、半枝莲、分心木、铁树叶之类的药物,他们开出来的整个方子大部分都很平和,大部分都在培养身体的正气,所谓"正气存内,邪不可干"。这完全不同于对抗医学,一味地用杀灭的方法。

南瓜确实有多种做法,比如南瓜饼、南瓜粥、南瓜浓汤、南瓜炖肉、南瓜煲、南瓜五色菜等等,都让人食欲大动。(第 279 页)

佳睿 肉类食物有没有味甘的?

许少雄 非常多,比如猪肉、牛肉、猪肚、羊肉、鸡肉等等。

佳睿 我还是很愿意吃点猪肚的。

许少雄 你吃过白切猪肚吗?就是把猪肚先煮熟,当然,要做得有点脆,不能煮烂了,然后切成条状备用。把各种彩椒切细条,焯水,在盘子里摆一圈,再把切好的猪肚放在中间,最后,浇上自己烹制的汁,可以是简单的西红柿芡汁,也可以是咖喱汁,五颜六色,而且口感独特。(第 291 页)

佳睿 这菜可以叫口水猪肚吗?

许少雄　我看行。羊肉的烹制方法也非常多，各地的菜系各有特色，但一般家庭没必要做得那么麻烦。羊肉主要得把膻味去掉，但是又不能去得完全。完全没有膻味的羊肉，那还是羊肉吗？所以，如果羊肉炖汤，只要在里面加个橘子皮，几粒红枣，再放一个草果，这个味道就非常不错了。

佳睿　烤全羊应该是可以吃的吧？

许少雄　羊肉本身偏温热，对于素体虚寒的人来说非常适合，用烤全羊的方式来吃没什么问题，但对于比较燥热的体质，尤其是对于湿热内盛的人来说，就不是闹着玩的了。还有一个问题，在厦门，夏天在市场上很少有羊肉出售，只有在个别超市有冻羊肉，而且大部分也是羊肉片，只适合烫火锅。其实，春夏养阳，对于冬天经常手脚冰冷的人来说，春夏期间适当吃点羊肉是正确的做法，这就是冬病夏治的内容之一。

佳睿　春天吃点羊肉大家还能接受，夏天天气那么热，吃了不上火吗？

许少雄　事实证明，这个说法有点多虑了。下次我们讲夏季养生的时候再来专门讨论。春天还有一个很重要的主题，就是祛湿。

佳睿　是啊，经过了干燥的严冬，春天的雨水开始多起来了，空气湿度开始增加，是需要祛祛湿了。

许少雄　祛湿的方法非常多，很多人都会用红豆薏仁煮水喝，可是有时候发现效果并不如想象的那么好。这个汤可以把湿气从脾里面清出来，但湿气还是滞留在体内，并没有完全清除出去，这时候就需要茯苓来帮忙了，茯苓可以带着湿气从小便走。所以有时候直接用赤小豆茯苓水还更好些。

佳睿 如果湿气太大了，还是不管用呢？

许少雄 可以用赤小豆茯苓来炖白鲫鱼汤。你看，我们的祛湿汤在不断升级。当然，从中医学的角度看，还得看湿气在身体的哪个位置，有没有跟火结合或者跟寒结合，有没有形成中间产物"痰"，是否变成了"饮"，这个就比较复杂了，因为这些其实都已经产生了病理性产物了，需要找中医师进行辨证，不是我们要讨论的问题了。（第288页）

佳睿 没想到一个简单的湿气，还会导致这么多的问题产生。

许少雄 光是"痰饮"，在中医学里面就是一个非常大的课题了。中医还有专门的痰病学呢。很多的怪病，大部分都跟痰有关。包括很难治好的乙肝，为什么这种病毒那么顽固，迁延不去，据研究，其实跟体内的痰湿纠结在一起有很大的关系。你看过《范进中举》吗？范进中举后过度高兴了，一口痰涌上来，就发疯了，这就是"痰迷心窍"。

佳睿 这都是平时不注意祛湿的结果。

许少雄 是啊，平时不注意养生，逐步累积，最后可能酿成很严重的后果。所以中医学最重要的一部分，并不是治病，而是治未病，是养生。养生才是彻底解决问题的办法，所以《黄帝内经》说："是故圣人不治已病治未病，不治已乱治未乱，此之谓也。夫病已成而后药之，乱已成而后治之，譬如渴而穿井，斗而铸锥，不亦晚乎?"等到疾病已经形成，然后来治疗，就像口渴了再去挖井，要打仗了再铸造武器，不是太晚了吗？

佳睿 至理名言啊！现在的养生知识多了，大家都开始有点常识了，不管知识是否准确，但至少很多人开始有了这个意识，这是个好事。所以很多人一到了春天开始说起春季养肝的话题。那么，春季到底怎么养肝？是补肝吗？

许少雄 春天属木，应肝，是肝的季节，所以这时候肝气会比较旺盛，这从脉象上就可以看得出来，春天的脉是弦脉。所谓的"春弦、夏洪、秋毛、冬石"。肝是主疏泄的脏器，喜欢舒展条达，不喜欢被压抑，所以春天养肝更多的是疏肝理气，让肝气随着脾的气升发上来，这才是养肝的主题。

佳睿 怎么样才能让肝气升发上来呢？

许少雄 具有芳香味的食物，包括花草茶，都有这个作用，比如芫荽、芹菜、紫苏、玫瑰花、葛花、蒲公英等等，都有舒肝解郁的功效，做菜的时候不妨适当加点芫荽或者芹菜，一来可以调味，二来还可以升阳疏肝，一举多得。有时候也可以泡点花草茶喝。有些人喜欢做点味道特别的菜，比如，可以考虑在菜里面、汤里面加点柠檬、香茅、薄荷等。

佳睿 加点咖喱应该也不错。

许少雄 咖喱里面混合了多种香料，确实不错。

佳睿 除了疏肝气，在饮食上还需要注意什么，能预防肝气过旺的？

许少雄 比如我们通常所说的"省酸增甘"，酸味是入肝的，春天吃过多酸味的食物会使肝气过旺；"春不食肝"，中医有以形补形的说法，所以春天也要注意少吃动物肝脏，不要补养太过了，反过来影响脾胃的功能。

佳睿 这点提醒得很好。

第二节　盛夏更应防受寒

许少雄 春天还没细细品味，转眼就到了夏天了。一到夏天，大家首先关注的是什么？防暑降温，怎么样能让温度降下来，怎么样能让自己舒服一些。

佳睿 所以就拼命开空调，喝冷饮。

许少雄 冷饮有个很大的问题，中医学认为，寒主收引，我们通俗一点说，就是收缩。有个脑筋急转弯问题：为什么夏天的白天长，而冬天的白天短？

佳睿 为什么呀？

许少雄 因为热胀冷缩，开个玩笑。当我们身体阳气在升发的时候，碰到冷的东西也会收缩，收缩什么呢？首先消化道会收缩，整个消化过程就会出现紊乱，你在吃饭前喝一杯冰水，胃肠道就会收缩，同时变得迟钝，不敏感，这时候你吃过多的东西不会觉得太胀，对食物的味道也不会太敏感，可能有些不太新鲜的东西你也不太感觉得出来。所以在西方国家，很多餐馆里面，你一坐下来，就会得到一杯冰饮料或冰水，这样一来餐馆可能多卖出一些食物，而且有些不太好吃的东西也可能被卖出去，这是有人研究过的。

佳睿 都是商业闹的，现在为什么会出现这么多的食品安全问题，其实也都是商业利益在作怪。听起来有种特悲凉的感觉。

许少雄 确实有种"风萧萧兮易水寒，壮士一去兮不复返"的苍凉。

佳睿 好，下面我们就夏令时节我们应该遵循怎样的规律，怎样来吃，怎样来养生，跟大家谈谈吧。

许少雄 夏天是非常炎热的，但是有一年的阴历有个闰四月，那一年到了阳历的六月份，天气还不热。

佳睿 阳历都已经到了六月份了，这天气还不热。你说我们的古人为什么就那么聪明，就知道这天气变化和历法有这么大的关系呢？

许少雄 我们的祖先在生产劳动中通过对自然的观察，总结出了很多宝贵的经验。于是有了我们自己的历法，最早的历法叫女娲历，每个月只有二十八天，完全按照月亮绕地球运行的规律来算的，所以一年有十三个月。后来为了兼顾地球绕太阳运行的规律，就出现了阴阳历，我们称为汉历。

佳睿 还有这样的说法？营养师还要懂这些东西啊？

许少雄 是的，其实营养师和古代的"食医"很相似，食医就是食疗医生，在古代医生中的地位是最高的，很多都在宫廷中服务的，就叫御医。

佳睿 太厉害了。

许少雄 现在很少有人知道有营养师这个行业的。话说回来，为什么会有闰四月呢？简单地说，这是因为在阴阳历中一个月有 29.5306 天，一年十二个月，总共是 354.3672 天，而太阳历一年是 365.2422 天，相差 10 天 21 小时。如果一直这样推算下去，年复一年，相差会越来越大，人们在劳动生产中就不知道季节在什么时候更换了，会有很大的麻烦，所以就规定了用闰月的方法来消除这种误差，古代用的方法是三年闰一个月，五年闰两个月，十九年闰七个月，这样循环往复，保证汉历的春季正好在正月到三月之间，才不会出现时序颠倒错乱的现象，而且汉历和阳历就能基本相符了。

佳睿 原来是这样，可是这还是很复杂的啊。

许少雄 是有点复杂，因为我们很少真正学过天文学的，所以很多人会被搞晕。不过没关系，总有人会帮我们算好的，我们只需要去买一本日历就行了。这年闰四月，是因为这年四月没有中气。

佳睿 什么叫中气呢？

许少雄 我们中国人有个非常了不起的发明，就是二十四节气，具体地说就是立春、雨水、惊蛰、春分、清明、谷雨、立夏、小满、芒种、夏至、小暑、大暑、立秋、处暑、白露、秋分、寒露、霜降、立冬、小雪、大雪、冬至、小寒、大寒。很多人以为二十四节气是阴历（其实说的是汉历）的算法，其实这是完全根据阳历的。既然一年有十二个月，一年又有二十四节气，那么一个月就有两节气，一个应该在月头，就叫节气，一个在月尾，就是中气，比如立春是节气，雨水就是中气。但是刚才我们说过了，因为汉历和阳历有时差，推算下来二十四节气就会往后移，这样就会出现没有中气的月份，闰月就放在没有中气的那一个月了，今年的四月就没有中气。

佳睿 原来是这样啊，可是这么一闰，好像天气就有点不对劲了。

许少雄 是，但经过一两年的变化，天气又会跟月份吻合了。

佳睿 听众朋友们，你们听明白了吗？

许少雄 重要的是接下来的内容听明白就可以了。现在已经到了夏至的节令了，这时候我们应该怎么来吃饭，怎么样来养生呢？

佳睿 不遵循行吗？

许少雄 当然一时半会儿可能看不出有什么太大的问题来，更不可能会出人命的，但如果经常这样，累积久了，身体就会出一些问题了。

佳睿 所以我们说病不是一天得来的，就是这个意思对吧？

许少雄 对，就是这个意思。我们如果逆着这个夏气来，到了秋冬天身体就会难受了。正如《黄帝内经》所说："夏三月，此谓蕃秀，天地气交，万物华实，夜卧早起，无厌于日，使志无怒，使华英成秀，使气得泄，若所爱在外，此夏气之应，养长之道也。逆之则伤心，秋为痎疟，奉收者少，冬至重病。"

佳睿 这么严重啊。

许少雄 是的。夏天有什么特点呢？你注意到了，夏天是万物生长最为旺盛的季节，因为这是一年当中阳气最旺盛、最足的时节，正是这种阳气导致了万物繁荣茂盛的结果。同样，夏天也是我们身体的

阳气最盛的一个季节，阳气盛了就要走到体表来，我们顺势而为，调动身体的阳气，让它充分地抒发出来，

佳睿 说到顺应季节变化来养生，我是深有体会的。以前我的身体并不怎么好，还经常咳嗽，也做过一些治疗，可是就是时好时坏。后来接触了营养学，在这环境中不断的耳濡目染，就会不自觉地学习、改变，懂得该吃应季的食物了，懂得顺应自然了，也懂得要运动了，现在身体也在渐渐地变好了。

许少雄 佳睿，你说到了一个非常重要的概念，就是环境。人是环境的产物，很多情况下什么样的环境就会塑造出什么样的人来。跟什么样的人接触多了，你就会变成什么样的人，"近朱者赤，近墨者黑"就是这个道理。你会发现，胖子周围经常有很多的胖子，高血压的人周围也会有很多高血压的朋友。物以类聚，人以群分。你想健康，就得经常和营养师在一起。

佳睿 哈哈，了解，现在我们一起做这档节目，我肯定会越来越健康。

许少雄：事实已经在证明这一点了。

佳睿 我们说回来吧。刚才说到热天喝冰水，你一喝，瞬间就凉快了，舒服了，可是，很可能种下祸根了。

许少雄 就是这么回事，冰水一喝，除了消化道会收缩，血管会收缩，我们的经络也会收缩。

佳睿 那我们吃饭前应该喝点什么呢？

许少雄 如果时间允许，比如等上菜需要十几二十分钟，我们可

以喝杯果菜汁，或者吃点水果。我们可以喝杯温水，或者一小碗热汤，这都是不错的做法。

佳睿　说到喝一杯水，很多人通常早上起来会喝一杯凉开水，这在夏天感觉很好，但是秋冬天就会觉得凉飕飕的了。

许少雄　其实，我认为，正确的做法应该是夏天的早晨要喝杯温开水，反倒在冬天的早晨可以喝杯凉开水。

佳睿　啊？为什么？

许少雄　冬天经常会产生内热，喝点凉的反倒对身体有帮助……

佳睿　还有人说早晨要喝杯蜂蜜水，有人说要喝杯淡盐水，到底喝什么好呢？

许少雄　其实应该取决于每个人不同的需要，就像一位笑星所说的："什么叫猫步呢？这得取决于老鼠怎么走。"有人经常感觉有火气，或者昨晚熬夜了，喝酒了，做了不该做的事了，有虚火了，早晨喝杯淡盐水能很快地降火，有人觉得咽干口燥，喝杯蜂蜜水能有所帮助，但蜂蜜水一般建议在晚上喝比较合适，蜂蜜水滋阴，适合晚上喝。

佳睿　有句话叫"朝朝盐汤，晚晚蜜水"，对吧？

许少雄　是啊，很多古话、俗语含有很深刻的养生道理在里头。

佳睿　不是说吃太多盐对身体不好吗？现在大家对盐的摄入都很谨慎，早晨喝一杯淡盐水，不也增加了盐的摄入了吗？

许少雄　这个问题我们可以从几个方面来看，西医认为，太多的盐摄入，会导致肾分泌肾素，从而让血管紧张素分泌增多，使血压升高，还会让血管硬化，同时还增加心脏的负担，这是有道理的。从中医的角度看，咸味入肾经，会让肾气过度外泄，也就是透支了。我们的肾气是先天带来的，用完了，人就拜拜了，所以吃得太咸了，过度了，就不利于养生了。但是，这里的淡盐水，首先它是淡的，另外，它被当成一味中药了，而这味中药在这里是用来败火的。因为不是天天这样喝，经常这样喝，所以应该另当别论了。

佳睿 所以在没有问题的时候，大家喝杯白开水就可以了，不需要天天喝淡盐水。老鼠不那样走了，猫也别那样走了。

许少雄 白开水是很好的饮料，当然了，白开水也不能多喝。

佳睿 这又是为什么？不是说每天要喝八大杯的水吗？我们所有的人不都是"水做的"吗？不是说人体里含70％的水吗？

许少雄 没错，人体含有大量的水，我们补充足够的水也非常重要，但我们补充水不光靠喝水啊，我们会喝各种汤，吃各种水果，吃各种食物，这里面都含有水的呀。从中医的角度看，水是阴寒之物，过量地喝，最终会让我们的身体变得虚寒，特别对于女性来说，寒的危害太大了，想把寒从身体中赶出去，得费多大的劲啊。所以说适量地喝水是必需的，过量地喝就不应该了。再没有比让人一天喝八大杯水这种说法更误导人的了。

佳睿 八大杯水，有人直接说，2500毫升，甚至有人说还得多一些，说心里话，我真喝不下去。我们喝水应该一口气地喝很多呢？还是早上喝一点，中午喝一点，晚上再喝一点？或者等到口渴的时候再喝？

许少雄 平时隔一小段时间，均匀地喝点水是比较好的做法，如果等到口渴的时候才想起来喝水，身体恐怕已经比较严重地缺水了，但是如果一口气地灌很多水，除非是女性要做妇科 B 超检查，否则大可不必。而且事实上喝水并不能够大口大口地喝，特别是夏天大出汗之后。

佳睿　为什么呢？

许少雄　你看那个牲口，比如说马吧，跑到满身大汗的时候，赶马的人都会让马歇下来喝喝水，可是有经验的人会在给马饮水的容器里放些干草，这样一来，马喝水如果太大口喝太快了，一定会被呛到，所以只能小口小口地喝了。因为这样大口大口地喝水，马一定会病倒的。你不会觉得人比马更强壮吧？

佳睿　是啊，在长距离奔跑，在拉车方面，人肯定不如马的。

许少雄　可是就偏偏有人觉得他比马强，可以大口大口地喝水；甚至还可以大杯大杯地喝冰镇饮料呢。人在剧烈运动后，或者在大热天里汗流浃背的时候，阳气全部走到体表来了，内里是空虚的，就好像空城计一样，这时候如果大量喝水，特别是喝冰水，寒凉性的水大量进入体内，就好像贼寇冲进这座空城一样，如入无人之境，后果可想而知。

佳睿　我听了以后都忍不住要打个寒战。以后谁要是敢这样喝水，就在他的杯子里搁稻草。

许少雄　我看行！太渴了大量喝水和太饿了拼命吃饭危害差不多，我们古代的诗圣杜甫，据说就是饿了好多天以后突然吃了好多食物，结果被活活撑死了。

佳睿 大家现在懂得了，吃饭、喝水都得慢慢地来，不要急。夏天的早晨要喝一杯温开水，不要喝冷开水，因为夏天要温阳，助阳气升发。冬天反而可以喝点凉开水。

许少雄 总结得很好！很多人在夏天怕吃热的食物会上火，比如广东人，让人感觉就特别爱上火，所以经常要喝点凉茶，降火茶，其实这是错误的做法。为什么有的人，特别是南方地区的人，会怕上火呢？因为南方属火，确实比较炎热，所以人们夏天大多数都躲在空调房间里。《黄帝内经》教导我们：夏三月，夜卧早起，无厌于日。不要害怕太阳，要流汗，大部分人却贪图凉快，把空调温度开得很低，稍微流点汗，又拼命地冲冷水，还喝很多冰饮料，结果，阳气被束缚在体内不出来，当然要全身燥热了。

佳睿 是这么个道理。

许少雄 在夏天里，你可以试试看，在身体耐受的情况下用热水冲澡，虽然冲的时候有点难受，一边冲感觉还一边流汗，但冲完之后，你会感觉前所未有的一种轻松，因为内热都被逼出来了。我的习惯，夏天一定是冲热水的，反倒在冬天会冲冲冷水。

佳睿 这听起来有点违反常理，但是，这就是养生之道。我想，养生有时也得付出点代价的吧？

许少雄 是这样的，其实这也不算什么代价。现在的人老是想舒舒服服的，最好什么事都能随心所欲，也不需要怎样去努力就能有好结果，这本来就违反了自然规律。不是有人开玩笑说现在的人做事最好能够"钱多事少离家近，位高权重责任轻，天天睡到自然醒，数钱数到手抽筋"吗？最好天上天天掉馅饼。

佳睿 哈哈，还编成顺口溜了。

许少雄 什么是自然规律？有一条大家都懂得，就是一分耕耘一分收获，在养生保健方面也是如此。

佳睿 有句俗语叫"种瓜得瓜，种豆得豆"，播种什么就收获什么，我们做了一些有益养生的事情，得到的结果就是提高生命质量，延长生命长度。

许少雄 是啊，把这些当作日常生活的一部分来做就可以了。当然，我们还得了解养生的一些规律和一些常识，才能有的放矢。

佳睿 做什么事情都得坚持才行。

许少雄 关于坚持，我觉得也不尽然。

佳睿 哦，怎么说？

许少雄 你坚持每天吃三餐吗？你坚持每天睡觉吗？不需要坚持吧？一到时间你自然会做这些事情，为什么？因为你习惯这么做，几十年如一日，不需要闹钟，不需要催促。那么，运动、良好的作息，心态平和，按身体的需要合理饮食，其实也可以养成习惯的，可以做到跟一日三餐一样自然而然的，真正做到这样，身体又怎么会出大问题呢？怎么会给医院增加负担呢？

佳睿 很多人可能都没想到，养生其实也只是习惯而已，还以为要很有毅力地坚持呢。

许少雄 所以你看，身边有个营养师多重要啊！有人说，成年人不太需要教育，但一定需要提醒。

佳睿 我觉得健康教育还是非常必要的。

许少雄 确实是这样的，接受健康教育，可以很好地提高人们的"健商"。

佳睿 "健商"？

许少雄 我曾经参加一个活动，讲到"健商"，主持人是个美女，她创造性地把"健商"解释成"健康和商业的完美结合"，我差点当场晕倒。"健商"是"健康商数"的简称。我们经常说智商、情商，当然还有逆商、心商、财商、健商等等。

佳睿 我们现代人不是"伤痕累累"了吗？

许少雄 真是不容易。其实这些个"商"都是智商的一部分。刚才我们说到夏天的饮食，有些人可能觉得夏天必须吃得清凉一点，才不会上火。其实这是把"火"和"热""暑气"混为一谈了。火在身体里面表示的是一种动力，一种阳的象征，它还分为君火和相火。如果身体没有了火，就像灯烛烧干了油会熄灭一样，人的生命也就停止了。所以不能没有火，更不能乱"灭火"。我们通常所说的"火"，其实应该是指"热"，也就是身体所产生的能量，只不过，由于文字意思的变迁，现在把热说成是"火"了。这是内在的热，还有外在的热，就是夏天的暑气，也叫暑热。

佳睿 看样子学养生，学中医营养学还得学点国学了。

许少雄 对。为什么中医不容易学，其中很大的一个原因是文字关不好过。特别是我们现在用简化字用习惯了，原来的繁体字很多人不会认，更不用说了解字本身的意思了。中国文字是象形字，它本身就带有非常丰富的含义。古人写书是很难的，因为当时纸张还没有发明，更不用说电脑了。写出来的文字必须刻在木板或竹片上，所以往往要字斟句酌，用最少的文字来表达最多的意思，经常一个字或几个字的组合就要说明一大堆的事情，所以就特别地简练，这也害得我们现在的读者必须学会咬文嚼字，甚至要学习训诂。

佳睿　所以很多人一拿起古书就打瞌睡了。

许少雄　但是，我们的古文明能够传承下来，中华民族能繁荣昌盛，靠的就是祖先留下来的这些宝贝啊。我们中国人最大的优势就是生下来就承载着五千年的文化，这是最让我们感到自豪的。

佳睿　是啊，你看世界上几个古文明都消失了，只有我们的中华文明能够保留和传承下来，太不可思议了。

许少雄　不过，古人在文字的创造和运用上也不是十全十美的，比如有两个字可能就搞错了。

佳睿　还有这种事情？

许少雄　你看，一个是"矮"字，一个是"射"字，我猜测这两个字应该是颠倒了，寸身，应该就是矮的意思，而"矮"字看起来更像一个人在弯弓射箭，对吧？

佳睿　嗯，有意思。

许少雄　对于"火"，其实就是"热"，算了，干脆就说是火吧，要不然我们光折腾这两个字就能把自己给搞糊涂了。中医学认为有"虚火"和"实火"之分。所谓的虚火，就是身体的产热相对过剩了，而实火则是绝对的过剩。很多人不了解这一点，以为有火了，就得吃很寒凉的东西才能去火。我们说过了，寒凉的东西会让身体"收缩"的。

佳睿 是不是说，我们应该吃煮得很热的东西，但这东西本身是寒凉性的？

许少雄 这是个误区，有人以为寒凉性的东西煮得热热的，就变成热性的了，这肯定不对，否则，寒凉性的中药经过煎熬后不都变成热性的了，那还怎么治病？我们在夏天里应该吃平性偏温的食物，温性的食物会助长阳气的升发，夏天应该让阳气走体表，让汗发出来，这样体内是不是就"掏空"了？到了秋天我们要贴秋膘了，要开始进补了，里面才有空间装东西啊。如果我们老是吃寒凉性的食物，不让阳气走出来，结果里面是实的，秋冬天你想进补，就没位置放了，秋冬天没有办法收藏了，明年的春天拿什么来升发呢？当然，这是最直截了当的理解方式了。我们说一年四季的规律是春生、夏长、秋收、冬藏，一个环节出错，整个规律就被破坏了。

佳睿 那么就是说，秋冬天的时候，反倒可以吃一些凉性的食物了？

许少雄 有句俗语中国人都知道，就是"冬吃萝卜夏吃姜"，姜是温热性的，而萝卜是寒凉性的，为什么要冬吃萝卜夏吃姜呢？姜补阳，助阳气升发，而萝卜滋阴降火消内热。在冬天里，人体的毛孔收缩，衣服又穿得多，这样一来，热量散发的渠道就是被封闭了；而冬天里为了御寒，我们又吃得比较滋补一些，也会产生内热，同时冬天大家又比较懒得动，很多热量是不是都闷在身体里面了？这时候我们吃点萝卜降降火，反倒有益健康。这也是顺应季节变化的做法。

佳睿 是这样的啊？反其道而行之反倒对身体有好处。

许少雄 你想想，冰是不是冬天才有的？如果夏天有冰，那一定是人工制造的，非天然的东西，也就是反季节的东西，在我看来，都是带有邪气的东西，对健康是不利的。正如《黄帝内经》所说："圣人春夏养阳，秋冬养阴"，这是养生的大原则。

佳睿 对啊。

许少雄 而且中医学对于补益的概念也很有意思，补有四种补法：平补、温补、峻补和清补。前三种补法比较容易理解，而清补是怎么个补法呢？其实是通过泄的方式来补，也就是说，先把身体里面的内热清理掉，让身体腾出空间来，这样的补才是有效的。

佳睿 这和刚才说的夏天让阳气充分走体表，让内里空虚是一个道理。

许少雄 所以夏天可以适当多吃点温阳的食物，比如黄豆芽炒鳝鱼，就是个很好的温阳食物，奇怪的是，很多人误以为温阳就是壮阳，这是两个不同的概念。(第 293 页)

佳睿 有时候真的怕一知半解，这给人的误导可大了。

许少雄 夏天还可以吃些虾，鸡肉、牛羊肉，也是补阳气的食物。另外，适当吃点莲子、芡实、白扁豆之类的平性食物也非常必要，因为健脾养胃也是夏天的重点。

佳睿 对，一年四季都需要补脾养胃，像山药之类也可以吃的。

许少雄 山药最好的季节是冬春季，现在也变得一年四季都有了。

佳睿　那夏天的山药就是反季节的了？

许少雄　我们可以选择干品，也就是晒干的山药，就像地瓜，秋冬季大量收成，如果吃不完，又不好储藏太久，农民伯伯就会把地瓜切片晒干，变成地瓜干就好收藏了。山药也一样的。夏天时常吃吃山药粥是非常好的做法。

佳睿　山药粥听起来就特别的养生。

许少雄　从大的方向上看，我认为其实所有当季的食物都养生。为什么会在这个季节出产这种食物呢？这本来就叫天造地设。每个食物都含有一些独特的东西，这是别的食物不能互相替代的。

佳睿　大自然的万物，每一种东西都有它存在的道理和价值，我们不能有偏见，认为某种食物我很喜欢，它的营养价值很高，我就吃它了。它永远替代不了其他的食物。

许少雄　所以我们要了解食物，发现每种食物的价值所在，现在很方便了，信息爆炸、知识爆炸时代，各种资料都能找到，当然了，不能单纯依靠网上信息，上面的一些信息也不完全正确，我们还可以通过一些正规出版的书籍来学习。现在很多人觉得，什么方便就用什么吧，其实，网上的信息是多，但有两点必须注意：第一，它说的是对的吗？说的人专业吗？第二，它说的前提是什么？也就是说，在什么样的情况下适用？对于"我"这个特定的人来说合适吗？很多人拥有一大堆的资料，却不知道哪一条是适合自己用的。如果大家都能做到上网搜索，就能知道自己需要什么，医院都不用存在了，所有的专业人士也都不用存在了。

佳睿 但事实是医院越来越多，这是个很令人难过的事情。我觉得，真正出现问题的时候，最好还是找专家咨询，不要擅作主张，以为上网搜一下就能解决问题了。有些东西，已经发生过的，知识性的东西，你上网搜一下，这个没问题，但关于营养、健康、疾病的问题，这是发展变化的，没有固定的答案，就需要寻求帮助了。

许少雄 是啊，我觉得在接下来的时间里，结合我们的节目，可以陆续把一些慢性疾病的病因、病机、症状以及调理方法跟听众朋友们来分享。这是大家非常关注的话题。

佳睿 这样很好。夏天还需要注意点什么呢？

许少雄 夏天的饮食总原则是减少苦味，增加咸味食物。

佳睿 增加咸味好理解，因为夏天流汗多，身体里的盐分容易丢失，及时补充盐能平衡身体的电解质。减少苦味怎么说呢？

许少雄 苦味是入心经的，适当的苦味食物能泄心火，但过苦的东西却会泄心气，让心气涣散，心气一涣散，这人就六神无主了，晚上睡不好觉，白天没精神。夏天流汗多，而汗为心之液，本来就容易损伤心气，这时适当吃点苦味食物没错，但过量了就物极必反了。所以我们说省苦增咸，并没有说不能吃苦。

佳睿 原来道理在这里。

许少雄 对。你刚才说到了，夏天增加点盐分能补充身体的电解质，这是西方营养学的理论，这说法也是对的，但从中医营养学的角度看，夏天增咸还有另外一层意思。当然，这个"咸"不一定是加盐，也指食物本身的味道，比如很多的海鲜，它的"味"就是咸的。夏天吃咸一点能补养肾气，肾属水，能克火，如果心火太大了，用补肾水的方法来进行平衡和牵制，是一种非常妙的中医思路。

佳睿 你这么一解释，大家就容易记住了。

许少雄 希望这样能帮到大家。我们一年四季的饮食原则是不一样的。春天的原则是省酸增甘，就是减少酸味，增加甘味，春天肝气旺，容易压制脾土的功能，所以增加甘味以养脾气；秋天减少辛辣味而增加酸味，辛辣味会让肺过旺而克伤肝气，所以一方面减少辛辣，一方面吃酸味食物以补养肝气免被金气所伤，同时酸味还能有润燥收敛的作用；冬天则应该减少咸味而增加苦味。

第三节 金秋时节的食材

佳睿 厦门的夏天特别的漫长，特别的炎热。

许少雄 所以才有"苦夏"这个词。不过，酷暑终于要慢慢消退了。再热的天，一碰到秋，那种热力就开始减弱了。这让人想起江淹的《别赋》："或春苔兮始生，乍秋风兮暂起。是以行子肠断，百感凄恻。风萧萧而异响，云漫漫而奇色。舟凝滞于水滨，车逶迟于山侧。棹容与而讵前，马寒鸣而不息。"

佳睿 还有柳永的《雨霖铃》："多情自古伤离别，更那堪，冷落清秋节！今宵酒醒何处？杨柳岸、晓风残月。"

许少雄 白居易的《琵琶行》："浔阳江头夜送客，枫叶荻花秋瑟瑟。主人下马客在船，举酒欲饮无管弦。醉不成欢惨将别，别时茫茫江浸月。"

佳睿 太多了，说也说不完。秋天是个伤感的季节，总跟"悲秋""别离"这样的字眼连在一起。

许少雄 这些与大自然的气机变化作用于人体是相对应的。秋在五行属金，对应我们人体的肺，而肺的情志就是"悲""忧"。物质层面和精神层面本来就是相互影响的过程。我们的机体功能相对弱了，会导致精神层面的异常，而精神层面的变化也同样会影响到正常的生理功能。

佳睿 这属于辩证唯物主义了。

许少雄 道理总是相通的。可是，为什么有些人会多愁善感，有些人却总是乐呵呵的？并不是所有的人到了秋天都有悲忧的感觉，这和心态有关系，也跟体质的强弱有关系。在心态方面，有些人春天耕耘播种，夏天浇水施肥，到了秋天，自然迎来了丰硕的果实，所以在他们眼里，当然这是个金秋十月，呈现出来的情绪往往是"停车坐爱枫林晚，霜叶红于二月花""冲天香阵透长安，满城尽带黄金甲"。这时候的心情是喜悦而不是愁苦。另外一些人，春天忙着游戏，夏天忙着玩乐，到了秋天，无所收获，自然悲从中来。

佳睿 在秋天里，我们怎么样避免或者克服悲观情绪，怎么样来养生呢？

许少雄 《黄帝内经》里面就有答案："秋三月，此谓容平。天气以急，地气以明，早卧早起，与鸡俱兴，使志安宁，以缓秋刑，收敛神气，使秋气平，无外其志，使肺气清，此秋气之应，养收之道也。逆之则伤肺，冬为飧泄，奉藏者少。"

佳睿 怎么理解呢？

许少雄 "容平"这两个字值得琢磨玩味。"容"有宽容、包容、容纳、从容不迫的意思。而"平"有平和、平实、平安、平心静气的意思。我们说"海纳百川，有容乃大"。"容"在《说文解字》中的解释是"盛"，就是装的意思，所以"容平"有"装满"的意思。装满了，丰收了，丰盛了，充盈了，心理就平和了。对应"夏三月，此为蕃秀"而言，这个解释是合理的。"容平"的另外解释是万物形态平定，不再繁茂生长"，特指秋天乃万物成熟收获的季节，这个解释也是对的。

佳睿 书到用时方恨少，要很好地理解《黄帝内经》的经文，还是要涉及很多国学知识的。你刚才说到宽容，太重要了，我们不光要能容言，听得下别人的话，还要能容事，需要做的事情，再苦再累都没有怨言，我们还要能容人，三教九流，各种人等，都尽可能地包容他们。

许少雄 说得太好了。为了适应秋天的季节特点，我们在平日养生的时候要注意早睡早起，与鸡俱兴，不要等到日上三竿的时候还在赖床。早起，做点力所能及的运动，如果能打坐一下，或者做做吐纳功，练练太极拳，那就更好了，因为"肺主气，肺主治节"，吐故纳新是每天必须的。这样会使情绪更加的稳定安宁，用这样的方式来缓和

"秋刑"。

佳睿 为什么要用"秋刑"这样的字眼呢?

许少雄 因为秋天万物开始凋零,这是带有肃杀之气的,所以我们有这样的词语"秋后算账""秋后问斩",听着很让人瘆得慌。如果体质不是很强,在这样的"秋气"下,身体的状况会受到很大的影响,就会有各种悲伤、迟暮、别情等心理情境的出现,这有点像是这股秋气对人体的一种刑罚,或者一种考验。秋天主收,所以我们要"收敛神气,使秋气平,无外其志,使肺气清"。

佳睿 秋天千万别想多了,要立志奋斗等来年春天吧,那时候再做计划,再做努力。

许少雄 是这个意思,当然,也不是说秋冬天就什么也不干,只是说,秋冬天不是立志或者做计划的时节,每天该干嘛还得干嘛。

佳睿 秋天我们的饮食应该怎么样来调整呢?

许少雄 秋天的整个饮食原则是"省辛增酸",就是减少辛辣味的食物,增加酸味食物。

佳睿 这个我知道,秋天肺气旺盛,辛辣味会让肺更旺,会伤及肝气,所以秋天要少吃辛辣味食物。酸味有收敛和润燥的作用,秋天开始干燥起来,燥气不断在加重,吃点酸味的食物有助于祛除燥气。

许少雄 你已经很专业了。补充一下,酸味入肝,补一下肝气或预防肝气被肺气所伤也很重要。

佳睿 辛辣味的食物除了辣椒、胡椒、葱、姜、蒜以外,还有哪些呢?

许少雄 只要我们平时吃饭的时候多留意咀嚼品味一下，你就会发现，辛辣味的食物还是不少的，比如芥菜、白萝卜、洋葱、油菜、芹菜、花椒、茴香、韭菜、薤白，还有酒。仔细想还能找出其他的来。

佳睿 可见现在的人吃饭有多么不认真，我们根本不知道自己都吃了什么味，只知道调味品的味道。

许少雄 这是个很值得大家思考的问题。我们平时所说的美味佳肴，这个美味本来指的是食物本身的味道，我们吃了半天，却不知食物的味道，真不知道在吃什么了。现代人的味蕾好像都被调味品蒙蔽了。是到了该返璞归真的时候了。

佳睿 正好秋天酸味的水果很多，这应该也是天造地设的吧？

许少雄 是这样的。西红柿、木瓜、橘子、橄榄、柠檬、杏、梨、山楂、石榴、乌梅、柚、李子、葡萄，这些都是秋季的水果，还有鳟鱼、香橼、佛手都是酸味的，当然还有醋，也都可以吃。

佳睿 秋天喝点蔬果汁应该是很好的做法吧？

许少雄 非常不错！如果只是吃水果，毕竟有限，但把蔬果榨成汁来喝，就可以有更多的摄入，增加了润燥的效果，而且水果和蔬菜搭配在一起，可以起到互补的作用。当然，喝归喝，这是不能完全取代吃水果的，因为，吃水果需要啃，需要牙齿的咀嚼，我们不能让牙齿总闲着，那样的话它会一直偷懒下去的。

佳睿 既然有榨汁机的发明，我们就要拿来为我们所用，但又不能过分依赖而养成了身体的惰性，对吧？

许少雄 是这样的。秋天的蔬果非常多，怎么搭比较合理呢？

佳睿 这也正是我想问的问题。

许少雄 我们还得根据不同的身体状况来进行设计。我认为并没有一个东西可以让全中国人民都来拼命地吃的，并没有一个配方是放之四海而皆准的。由于身体的各种体质不同，每个人所处的情况有所不同，个性化的搭配是最科学的。

佳睿 具体应该怎么做呢？

许少雄 为了应对秋燥，我们要适当吃些味酸的食物，把梨、柠檬、胡萝卜一起榨汁喝就是一个很不错的搭配。梨的味甘酸，性凉，能够生津润燥，清热化痰；柠檬味酸性平，在生津止渴的同时能防"秋老虎"的伤害，还能安胎，消炎，降脂；胡萝卜味甘性平，能健脾化滞，润燥明目。三种蔬果搭配在一起，正好起到消除暑天余热，清热润燥的作用，而且，你想象一下，这个蔬果汁的味道应该是很赞的。

佳睿 听起来就不错，我要先尝试喝一下。

许少雄 梨还可以搭配成多道蔬果汁，比如和葡萄、大白菜配。

佳睿 大白菜也能榨汁喝？

许少雄 估计你没有喝过，其实味道不像你想象的那样难喝，反而是非常可口的。梨和葡萄都比较甜，而大白菜是属于甘淡味蔬菜，性平，能清热除烦，通利肠胃；葡萄味甘酸，性平，能补气血，强筋骨，利小便，除烦渴。三种蔬果一起榨汁在润燥止渴的同时还能通利二便，一举多得，而且这道果菜汁并不寒凉，除了胃虚寒严重的人之外，大部分人都可以喝的。

佳睿 这个不错。梨还可以和什么搭呢？

许少雄 和荸荠一起榨汁，这个就比较凉了，荸荠也就是马蹄，味甘淡性寒，主要是用来清热化痰，消积利湿的，肺火很大的时候适用。梨还可以跟莲藕一起榨汁，莲藕最好选择脆的那种，以免因为淀粉太多而影响口感。

佳睿 荸荠、莲藕都是秋天应季的蔬菜。

许少雄 梨可以生吃，也可以熟吃，比如民间常用的吃法是川贝炖梨，这是熟吃。《本草通玄》里说，梨是"生者清六腑之热，熟者滋五脏之阴"。

佳睿 秋冬要注意滋阴，所以应该可以隔三差五地蒸个梨来吃。

许少雄 对于体质没有太大偏差的人来说，这是没问题的。突然想起来，梨汁兑入甘蔗汁，能调理因秋燥引起的咳嗽。

佳睿 太多了，有点说不完的感觉。我们换个水果吧。刚才说到葡萄，葡萄还能和什么一起搭呢？

许少雄 葡萄和生姜一起榨汁，兑点温开水，能止呕；葡萄和鲜莲藕一起榨汁，然后加点儿蜂蜜，对于小便短少，还有涩痛感的人群是适合的；葡萄和枸杞一起用料理机打成浆，加少许的水，在锅里熬煮浓缩后，放凉，装罐里，每次用汤匙打一勺，加点温开水喝，对于贫血、神经衰弱患者有一定的帮助。

佳睿 这些做法是很多人不熟悉的。

许少雄 所以我们的节目才有意义，如果我们讲的东西都是大家耳熟能详的，就都没必要听我们的节目了。

佳睿 这让我的自豪感倍增。

许少雄　橙汁是大家常喝的果汁，但和各种蔬果搭配榨汁来喝就不见得熟悉了。橙肉和青瓜一起榨汁喝，对急性咽喉肿痛、便秘等症状有一定的缓解作用；橙子带皮和蓝莓、西芹一起榨汁，对于一般性的消化不良有帮助。

佳睿　石榴应该也是秋季的水果吧？

许少雄　正是。石榴性味酸涩，用来润燥收涩再好不过了。但是，你会不会觉得，石榴吃起来有点麻烦？只吸到一点点汁，吐半天籽。

佳睿　就是因为这样，所以我比较不喜欢吃石榴。

许少雄　其实，石榴也可以榨汁来喝，不过，选择的机器要求比较高，榨汁机要能把石榴籽打碎，又能汁渣分离，这种机器现在有很多，在购买的时候留意一下就能找到。

佳睿　石榴和什么果蔬来搭配呢？

许少雄　石榴和苹果、西芹一起榨汁喝，润燥养阴的效果很明显；石榴和蓝莓一起榨汁喝，能生津止渴，清除肺热；急性腹泻，可以用石榴皮煮水喝，因为石榴皮有收涩止泻的作用，所以便秘的人不能吃太多石榴。"香港脚"是很烦人的问题，可以试试用石榴整个捣烂，取汁液来涂抹患处，说不定有意想不到的效果。

佳睿　这个好，患有"香港脚"的朋友们听到了吗？

许少雄　现在猕猴桃似乎快要被推荐成圣果了，就因为它含有比较丰富的维生素 C。

佳睿　难道不是这样的吗？

许少雄　其实，含维生素 C 比它高的食物有很多，比如余甘果、针叶樱桃，所含的维生素 C 就比猕猴桃高出许多，当然，还有更高的，比如刺梨、沙棘。

佳睿 余甘果和樱桃大家比较熟悉，刺梨和沙棘很少听人说起。

许少雄 刺梨长得像梨子，黄色的果实，浑身长满了刺，出产于云南、贵州、四川、广西一带，大部分是野生的。近些年才开始有人工种植的产品。每 100 克刺梨果肉维生素 C 含量是 2500 毫克，是猕猴桃的五六倍。沙棘的维生素 C 含量是每 100 克果汁含 1100 毫克，是猕猴桃的 3 倍左右。

佳睿 还有什么水果维生素 C 含量比较高？

许少雄 酸枣维生素 C 的含量是猕猴桃的 2 倍。辣椒、野苋菜、橙子、芭乐等都是维生素 C 含量高的蔬果。从西方营养学的角度看，维生素 C 是个非常重要的营养素，又叫抗坏血酸，也就是说，严重缺乏维生素 C 会得坏血病。维生素 C 是胶原蛋白合成的重要原材料，还是很强的抗氧化剂。但是，它是寒凉性质的，所以，并不是摄入越多越好，如果身体处在寒的状态下，是不能过多摄入的。风寒感冒的时候千万不要吃，否则会越吃越严重。但对于风热感冒，倒是有一定的辅助效果。

佳睿 以前没有了解这些，总以为维生素 C 是个好东西，不管缺不缺乏，都要补充，而且吃得越多越好，现在看来这是一种偏见。不是有一种说法叫"偏见比无知更可怕"吗？

许少雄 这真是一句至理名言啊！我们回过头来再看看秋天的食物，因为种类太多我们也只能挑些常见的来讲了。柿子、无花果、李子、哈密瓜、山楂、柚子、松子、花生、木耳、金针菜、南瓜、百合、芋头、茄子、玉米、黄豆、豇豆……这些都是应季的食物。

佳睿　柿子是很多人喜爱的水果。

许少雄　柿子是寒凉性的水果，有清热生津、润肺止咳的作用，体寒的人不能多吃。柿子做成柿饼后可以更好地作为食疗的素材。比如珠玉二宝粥中就用到了柿饼。

佳睿　珠玉二宝粥，这名字听起来挺可爱的。起什么作用？怎么做呢？

许少雄　这是健脾养阴润肺的名方，阴虚体质的人，虚热而食欲不振的人，肺虚久咳的人，都可以吃。做法很简单，晒干的山药 100克，生薏仁 100 克，先一起捣碎，煮到烂熟；柿饼 25 克，切细，加到山药薏仁粥中再一起煮到全化掉，就可以吃了。

佳睿　一下子吃这么多吗？

许少雄　显然是不行的，可以分几次吃完，味道还是不错的。

佳睿　现在很多人很怕吃药，如果都能食疗就好了。

许少雄　很多慢性疾病确实用食疗的方法比直接吃药效果更好更持久，当然，不是所有的问题都能这样解决的，有很多问题还是需要药物治疗。药膳，作为治疗的方法之一，有个最大的好处，就是把"良药苦口"变成了"良药可口"。

佳睿　还有类似的食疗方吗？

许少雄　有很多，比如"水晶桃"。

佳睿　又是一个动人的名字。

许少雄 这个食疗方用的是核桃仁和柿饼，捣烂，蒸熟，融为一体，晾凉以后随意吃一点，能补肺肾，止咳喘，对于腰膝酸软，四肢无力的人也适用。

佳睿 现在的人好像经常出现腰膝酸软、四肢乏力的症状，是不是都可以尝试一下？

许少雄 可以试一下。吃柿子还有一点禁忌就是不能和螃蟹及酒同时吃，否则会引起急性食物中毒。

佳睿 这个提醒很重要，大家一定要记住了。

许少雄 无花果是许多人喜爱的干果，无论是生吃还是煮水当茶喝，都有健脾调中，清湿热，消肿解毒的作用。把新鲜的无花果捣烂，用麻油调匀了外敷，可以治多种无名肿毒，在《滇南本草》这本书里面有比较详细的介绍。

佳睿 关于李子，又有什么说道呢？

许少雄 李子鲜吃，能清虚热，生津液，阴虚内热，因为消渴而多喝水的人，都是很合适的水果。对于湿热蕴藏于肝胆，腹水，小便不通畅的人，是不错的辅助食材。不过，李子吃多了会生痰，脾弱的人要特别注意。李子的核仁还有特别的功效呢，研成粉末来外敷，可以治疗跌打损伤，以及被虫子、蝎子蜇到后出现的疼痛。

佳睿 这么寻常的水果，还能有这么多的功效，看来大家要更加认真地学习了。日常生活中只要有这样的一些常识，信手拈来，都能解决很多的问题。

许少雄 真正的中医就在民间，此言非虚啊！

佳睿　哈密瓜应该是个不错的水果吧？

许少雄　对于合适的人，就是个好水果，对于不合适的人，那就是个不好的水果，甚至是个毒果。哈密瓜其实是甜瓜的一个变种，以新疆哈密那个地方产的最好吃，所以叫哈密瓜，有些人没搞清楚这个来历，会想当然地把"密"写成"蜜"，以为这么甜的瓜当然是甜如蜜了。以前南方地区是没有这个水果的，当时的交通运输实在不方便，所以南方人没有见过。我查过很多书，很少有记载描述哈密瓜的。哈密瓜是寒凉性的水果，对于因为内热引起的流鼻血、牙龈出血、暑热中暑，有一定的帮助；但对于胃虚寒、阳虚体质的人来说，就不宜多吃了。

佳睿　哈密瓜榨汁喝，特别甜。

许少雄　是啊，所以一般要做些搭配，比如和青瓜一起榨汁，就不至于那么腻人了，哈密瓜榨好汁后兑入一些纯牛奶也是个不错的做法。

佳睿　嗯，又有了一个新的搭配。很多地方都有冰糖葫芦，闽南地区有两种冰糖葫芦，一种是余甘果做的，一种是山楂做的。我特别喜欢吃山楂做的那种。下面我们来说说山楂吧。

许少雄　好的。山楂的主要作用是消食，调和中焦，行气散瘀。山楂的消食主要针对的是肉类食物吃多了，不能消化而导致的胃脘部饱满胀痛。我们可以直接吃新鲜的山楂，也可以把山楂拿来煮水，吃果肉、喝汤。炒焦的山楂消积食的效果比新鲜的还要好。如果吃饭吃得太撑了，这顿饭里又有肉类，又有粮谷类，又有面类，没有办法判断是什么东西引起的积食，可以用焦山楂、焦麦芽、焦神曲一起冲水或煮水喝。这个叫做"焦三仙"，很快就能消食了。

佳睿 太好了，吃撑了是常有的事，特别是年轻人。这个不需要特别辨证吗？

许少雄 不需要，只要吃撑了，就可以食用，很简单。山楂还能帮助产妇清恶露呢。

佳睿 这个从来没有听说过，只知道孕妇不能吃山楂，怕引起子宫收缩导致流产。

许少雄 你说得对，山楂有收敛子宫的作用，所以孕妇是不可以吃山楂的；脾虚胃弱而没有积食的人也不应该吃山楂。用山楂来清恶露是金元四大家之一的朱丹溪的方子：拿新鲜的山楂打碎，煎汤，然后放点白砂糖，空腹的时候趁热喝。不过，现在生孩子基本都在医院里，所以一般医院都会给产妇开生化汤喝，也就很少有人知道山楂能清恶露了。

佳睿 山楂还有什么功效吗？

许少雄 每种食物都有许多功效和作用，其实我们在这里所讲的都只是其中的一部分而已。如果都要讲全了，一方面会像上课讲教科书一样，估计所有人都会打瞌睡；另一方面，我们需要花太多的时间，这显然是不合适的。我们再讲一个同样实用的功效吧，就是调理小朋友脾虚久泻。把鲜山楂先去皮和籽，和鲜山药等量放在盆里，加点白砂糖，一起蒸熟，然后用模具压制成特别形状的山楂饼，小朋友们很喜欢吃，还能调理身体。

佳睿 我们在这里所讲的每一种做法都很实用，希望听众朋友们能用心记住，并且运用到日常生活中去。

许少雄 在秋天，柚子也是常吃的水果。离厦门不远的漳州平和县出产的平和蜜柚非常有名，在清代乾隆年间还曾经是贡品呢。柚子是寒凉性的水果，柚子榨汁能生津止渴、消食、降胃火，还能理气化痰、去除口腔异味。有些孕妇会觉得嘴巴淡淡的，吃什么都没味道，吃点柚子可以开胃。把柚子的果肉煮烂了，加蜂蜜做成柚子膏，含一小口慢慢吞下去，能治肺热痰多型咳嗽。时常吃点还能健胃。

佳睿 我们也都经常吃柚子，可是很少认真去体会它的功效。

许少雄 一般人只把它当作一般的水果来吃，加上身体本来没有什么问题，所以不会特别认真在意，更不会想到要考察它的功效。还有一个原因，现在的人各种事情太多了，哪有几个人有这样的"闲情逸致"去认真考察一种水果的功效？每个人都在做着自己认为最重要的事情，就算营养学专业的人，很多知识也都停留在书本知识上，并没有用神农尝百草的精神去体会每种水果。

佳睿 不要说水果，我们每天吃的每一种食物，又有几个人能仔细品尝出它本来的味道？我们要么囫囵吞枣，要么只品尝食品添加剂、调味品的味道。现在是真正的"食不知味"的年代了。

许少雄 是啊，还有很多人吃饭只是为了填饱肚子，敷衍了事。不过有句话说得很有道理："成年人很难被教育，但是成年人应该被提醒。"所以我们还是苦口婆心地继续提醒大家吧！你肯定吃过黄花菜，但不经常吃吧？

佳睿 黄花菜也是秋天的菜？因为是干品，所以感觉一年四季都有。

许少雄 黄花菜也叫金针菜，还有个很好听的名字，叫"忘忧草"。

佳睿 原来我们经常说的"忘忧草"就是黄花菜啊，长知识了。

许少雄 黄花菜味甘，性平偏凉。新鲜的黄花菜含有秋水仙碱，没有处理好，吃多了会有中毒症状出现，比如嗓子发干，胃部有烧灼感，严重的时候可能出现血尿。

佳睿 挺吓人的。菜市场上经常看到有新鲜的黄花菜，一小包一小包的，那个能吃吗？

许少雄 很多人都买过吃过，所以肯定能吃，那个是经过处理的，一般用凉水充分浸泡，没什么毒性了，如果不放心，可以在做菜之前先用开水再焯一下。记得小时候吃的黄花菜都是晒干的，我妈妈特别会做一个汤，先把小肠洗好，做成套肠，煮烂后切成小块，很多层；黄瓜切薄片，金针菜泡发，豆腐切小丁，再加一点瘦肉羹，将它们放入锅中一起煮汤。现在想起这个汤的味道仍然记忆犹新。

佳睿 很多人都会怀念小时候"妈妈的味道"。

许少雄 所以我们说一个人的饮食习惯是从小养成的，是最难被改变的。这种饮食习惯如果是合理的，那么一家人都相对健康，如果是不合理的，只要一个人出问题，其他家庭成员很容易出同样的问题。

佳睿 吃黄花菜都有些什么样的好处呢？什么样的人吃更合适？

许少雄 你现在的提问很科学了。得了痔疮，经常便血的人，用黄花菜 40 克，黄精 25 克，一起煮水喝，有一定的效果，这是民间经常有的做法。

佳睿　简单又容易操作。

许少雄　如果出现下面这些情况的人，比如：女性月经量少，贫血，孕妇胎动不安，老年性的头晕、耳鸣，营养不良性的水肿等，可以用黄花菜 30 克，炖瘦肉 100 克，或炖鸡汤也行。曾经看到《云南中草药》报道，黄花菜炖肉吃能补虚下奶，奶水不足的产妇可以试试。

佳睿　每一样食物，细细去考究一下，都会发现有其特别之处，把这些好好挖掘整理出来，一定会帮到很多人的。

许少雄　是啊，这些东西平时都散落在各种资料和医书之中，只是看到了，挑一些出来让需要的人去测试。我们这里所提到的，都是大家觉得效果不错的部分。

佳睿　大家也不爱听太理论性的东西。

许少雄　再讲百合吧！

佳睿　我有几个朋友经常用百合、莲子、红枣煮来吃，这样应该没问题吧？

许少雄　百合味甘苦，性平，能清心安神；莲子味甘涩，性平偏凉，宁心安神；红枣味甘性温，补脾和胃，益气生津，调和营卫，一起煮羹来吃对于大多数人来说是合适的。一般出现热病之后，有些人会有神志不宁，虚热烦扰，夜寐不安等症状，可以用百合加冰糖蒸熟来吃，这种吃法还能润肺止咳；对于痛风患者来说，因为体内有湿热内蕴，用百合、薏仁和粳米一起煮粥吃，有一定的辅助治疗作用，百合清虚热，薏仁祛湿，一起搭配颇有功效。

佳睿　买什么样的百合质量比较好呢？

许少雄　我们市面上常看到的百合有两种，一种是新鲜的，一种是晒干的，当然个大的质地会更好些。如果是干品，"龙牙百合"比较理想。

佳睿　"龙牙百合"？

许少雄　就是比较大，像龙的牙齿一样漂亮的那种。

佳睿　我还以为是一种品牌。

许少雄　新鲜的百合用来炒五色菜非常理想，我们可以用西芹、西红柿、黑木耳、玉米笋来跟百合搭配成五色菜，可以素炒，也可以配点瘦肉片或肚尖片一起炒，这样的菜只需要略加点盐，就鲜美无比了。

佳睿　下了节目回到家里我就来做这个菜。秋天还有一个重要的事情要做，那就是贴秋膘。

许少雄　确实是非常重要的事。贴秋膘是北方话，现在全国通用了。俗话说，一夏无病三分虚，经过一个大夏天的消耗，阳气充分抒发出来，身体大多处在比较虚的状态，这也为秋天的进补提供了一个基础。如果夏天没有消耗，身体是满的、实的，秋天想补都补不进去。

佳睿　秋天如果不适当进补，冬天就没有能量收藏，是这样吗？

许少雄　这样理解也没有错。但这里"补"的概念应该是"益"的意思。从本义上说，"补"是堵漏洞的意思，而"益"才是把减少了的增加上去的意思。但现在都统称为"补"。其实，补也分成好多种，中医有"清补、平补、温补、峻补"的区分，还有"调补"的说法。

佳睿　这怎么区分呢？

许少雄　平补有两层意思，一是指我们日常生活中的清淡饮食，没有大鱼大肉，以谷类为主，搭配适量的蔬菜水果和少量的肉类食物，进行日常补充；另一层意思是用平性或接近平性的食物，有意识地补气、补血、补阴、补阳，小范围，小强度地补充。比如用黄芪粥补气，用三肝炒三瓜补血；山药可以气血同补，脾肺肾同补，枸杞能阴阳同补等等。

佳睿　这些东西确实都很平和，一般人日常都能使用，不会让身体产生偏差。

许少雄　你说到了一个非常重要的概念——"偏差"。身体出现了问题，就是出现偏差的结果，如果偏差不大，我们利用食物的偏性进行纠正，这个纠正偏差的过程就是食疗的过程。如果身体的偏差更大了，食物的偏性无法进行纠正，我们可能要动用药膳了，而当药膳都无能为力的时候，就必须"命药"了。其实这是唐代的大医家孙思邈的思想。孙思邈的原话是这样说的："夫为医者，当须先晓病源，知其所犯，以食治之，食疗不愈，然后命药。"

佳睿　所以，优秀的中医师首先考虑的是食疗而不是动不动就开药，更不是一开药就是一大包几十味，那简直是在卖药而不是在看病了。

许少雄　这种现象还挺多的，所以还有很多人对中医有看法，这跟从业者中存在的各种问题是有关系的，不是中医本身有问题，而是当中医的有一部分人有问题，但从古到今，这似乎是从来没有解决过，也似乎不可能解决的问题，我们就不讨论了。

佳睿 好，我们再说清补吧。清补是个什么概念呢？听起来好像不是在补，而是在清理身体的意思。

许少雄 悟性很高啊！清补就是以清为补的意思，当身体堆积了太多的东西而产生实证的时候，就要清理了，只有清理好了，才有补进去的可能。所以清补也可以说是清肠胃，通利二便，推陈出新的一种做法。当然，阴虚火大的情况下也能使用清补法滋阴降火。

佳睿 具体的做法呢？

许少雄 清补所使用的食物大部分是性平偏凉或直接是寒凉性的、不滋腻的，比如萝卜、冬瓜、荸荠、小米、苹果、梨、黄花菜等。

佳睿 广东人好像特别钟情于清补。

许少雄 过犹不及，你看广东人天天这个补那个补的，也没见几个身体特别好的，所以不能过。清补法其实要很慎重的，身体真正存在实证的时候使用很恰当，而没有实证存在的时候千万不要"为赋新词强说愁"。

佳睿 这个比喻十分到位。温补就比较容易理解了，就是使用比较温热的食物来补身体的亏空对吗？

许少雄 正确！温补法比较适应于经常手脚冰冷、容易疲劳乏力、小便清长而且频繁等问题，也就是说，身体偏阳虚或者气虚的情况下比较合适。

佳睿 常用哪些食物来温补身体呢？

许少雄　常用的食材比如红枣、桂元肉、核桃仁、猪肝、虾、米酒、鸡肉、羊肉、羊乳、鳝鱼这类。

佳睿　最后是峻补了，从字眼上看，应该是比较重的补法，比如我们常说的"大补元气"应该就属于峻补吧？

许少雄　一点没错，当身体虚到比较严重的程度，一般的补法要么太慢，要么强度不够，比如大气下陷，大出血，这时候就必须用峻补了。所以峻补就是运用显效快的食材或中药材，对身体进行急补的过程。比如用人参、鹿茸、鹿胎、鹿肾、狗肉、海马、甲鱼、熊掌、鳟鱼等来补养身体。

佳睿　这听起来就有点惊心动魄的感觉。刚才你还提到调补，这又是一种什么样的补法？

许少雄　调补，其实就是当身体出现偏差时，选择适当的补法，比如从上面的四种补法中进行选择，或者有必要时交叉、重叠使用各种补法，来达到纠正身体偏差，让身体逐步恢复健康的做法，其实这就是我们通常所说的食疗过程。

佳睿　我还以为调补法又是一种很特别的补法呢，原来是个"组合拳"。

许少雄　这个词用得好。现在我们来谈一下秋天的补法到底应该怎么来做。

佳睿　很多人已经竖起耳朵了。

许少雄　《饮膳正要·四时所宜》中提到："秋气燥，宜食麻，以润其燥。禁寒食，寒衣服。"秋天燥气大，所以第一要点是润燥，而润燥的同时，还要注意"春捂秋冻"的原则，衣服不要添加得太快太多，但食物却不可以吃生冷寒凉的，让"寒"只停留在体表，不可以侵入体内。

佳睿 很全面的做法，都兼顾到了。

许少雄 酸味的食物大都有润燥的作用，我们常吃的几道菜，比如糖醋排骨、醋熘大白菜，酸汤鱼、菠萝鸭，在秋天都是非常好的润燥食物。用酸来润燥，同时就起到补肺阴的作用。（第286、291页）

佳睿 不要小看食物调养平淡无奇，有时候它的作用甚至比某些药物都安全有效。

许少雄 前面我们说过，经过一个大夏天之后，体内的阳气酣畅淋漓地抒发出来，这阳气从哪里来的？就是我们的脏腑的功能体现，阳气抒发，来自我们的脏腑的"阴"的消耗。消耗了，就发虚了，所以这时候我们就要补虚，这就是民间所说的"贴秋膘"。

佳睿 秋天除了要润燥，还要养阴补虚。

许少雄 秋天对应的是肺，在五行属金，金气太重，会克伤肝木，所以秋天要适当护肝，以防被金气所伤。如果没有防患于未然，秋天里就常会出现口干、唇干、鼻干、咽干、舌干少津、大便干结、皮肤干燥、咳嗽、感冒等症状。

佳睿 难怪你认为要用"组合拳"了。

许少雄 《医学入门》这本书中说："盖晨起食粥，推陈致新，利膈养胃，生津液，令人一日清爽，所补不小。"秋天适当多吃点粥，有利于养阴润燥，生津液，当然，要有选择地吃。花生能润肺，它的香味又能舒脾，把 20 克晒干的生花生米和 100 克粳米一起洗干净，按通常的方法煮成粥，隔三差五地吃上一碗。

佳睿 这个粥肯定好吃。

许少雄 柿饼粥也不错。柿饼一个，切细，100 克粳米淘洗干净后加入柿饼一起煮成粥，这粥能起到健脾、益气、润肺的作用。秋天吃点鱼肉粥也非常适宜。选择新鲜的鱼，可以是黄花鱼、鲈鱼、金线鱼、梭子鱼、黄翅鱼，也可以是深海石斑鱼、鳕鱼、三文鱼，杀好洗干净后，大的鱼切鱼片，小的鱼直接切块，先用姜汁、酱油、醋、料酒稍腌制一下。粳米煮到粥快熟的时候，把鱼倒入锅中煮几沸，鱼就熟了。煮粥前还需要做一个准备，就是把蒜头拍烂切碎，用油爆好，粥煮熟以后，将蒜头和油淋入粥中，再加入切好的葱花、芹菜粒或者芫荽，鱼粥就成了。

佳睿 流口水的应该不止我一个吧？

许少雄 还继续吗？因为后面还有更好吃的。下面我们来说一下"海参木耳羹"吧。食材很简单，就三样：海参、黑木耳、猪大肠，该泡发的泡发好，该认真清洗的认真洗干净，把海参和猪大肠都切成细条状，所有食材一起放在炖锅中，大火烧开后改小火慢炖 2 个小时，一直到海参、猪大肠都有胶质产生为止，调入口芡汁，加点盐调味就可以吃了。海参能滋肾阴、润燥补血，黑木耳能补气活血，而猪大肠能润肠治燥，合在一起，就能起到滋阴养血，润燥通便的作用。（第280～281 页）

佳睿 这比吃药好多了。

许少雄 现在越来越多的人选择食疗养生，就是因为食疗可以在享受美食的同时调养身体，一举多得。

佳睿 再跟大家讲道菜吧，感觉意犹未尽。

许少雄 说一下灵芝雪梨炖老鸭吧。

佳睿 这个听起来就很不错。

许少雄 灵芝有平补五脏的作用，很多灵芝味道都是苦的，其中有相当一部分是种植的。福建闽西地区野生的灵芝不苦，反倒有点甘甜，用这样的灵芝来做药膳就非常合适。拿半只处理干净的老鸭，切小块，用开水先焯一下；灵芝剁成小块，雪梨不去皮，只去内脏，切小块，把所有这些食材一起放炖锅中，加适量清水，放几片姜，将老鸭炖至烂熟，加盐调味就可以吃了。

第四节 冬令不可全是补

佳睿 转眼又到冬天了，在这个季节里，我们应该怎样进行食疗，怎样调养呢？

许少雄 答案是相似的——因人而异。当然，也有些共性的规律值得我们去遵循。冬天属水，对应我们的肾脏，冬天肾气闭藏，我们的饮食原则是省咸增苦。减少咸味的食物，而增加苦味的食物。这是因为咸入肾，过咸会让肾气活跃起来，不利于闭藏。冬天如果肾气闭藏不好，春天就没有原始动力来升发阳气了。而增苦的原因是，冬天皮肤毛孔闭合，衣服又穿得多，散热的渠道基本被封闭，可是冬天为了御寒，我们吃的食物又偏温热，这样很容易造成内热炽盛，影响健康。苦味的食物有清降内热的作用，所以冬天可以适当吃点苦味的食物来降火。

佳睿　这就是要在冬天吃萝卜的原因了。

许少雄　对啊，让身体保持平衡状态，是每一个季节我们都要认真面对的问题。当然，我们说的这些原则，还要在各种不同的体质面前区别对待，做到"因证施食、因地施食、因人施食"，这样才是真正科学和负责任的态度。

佳睿　冬天里天寒地冻的，大家都觉得应该吃些温补的食物来御寒，这是正常思维吧？

许少雄　不可否认，从御寒的角度上看，是应该吃得温补一些，就算是从冬主藏精的角度看，也应该吃好一些，让身体有足够的能量收藏。但是，这要看具体的人群的体质，比如阳虚体质的人，当然必须要吃得温补一些，否则总是手脚冰冷，四肢不温，非常难受；而对于阴虚体质的人来说，阴虚导致内热，这时候如果吃得太温补，就可能出状况了。

佳睿　是得区别对待。

许少雄　其实要说补养身体，在秋天的时候就要开始了。前面我们讲了秋天的饮食，秋主收，进补的重要阶段应该是秋天，只要秋天有足够的收获，冬天就不会出现匮乏的现象了。我们都知道，松鼠在入冬之前总是要采集足够过冬的松果作为食物，以备不时之需，它的工作是那样的认真，那样的一丝不苟，因为这对它来说是最重要的事情了，有人称之为"松鼠精神"。我们人类也都在做着自己认为最重要的事情，可是仔细想想，这些"最重要的事情"里面，有几样是对我们的健康有益的呢？

佳睿 想想也是，我们每天顶着各种压力：工作压力、生活压力、经济压力、情感压力、人际关系压力、子女教育压力……为了不在工作中被淘汰，还得不断进修，不断学习，在这种高节奏的时代，有时候真觉得是在疲于奔命，可是，这也改变不了长江后浪推前浪，前浪被拍在沙滩上的结果。

许少雄 我不是说工作不好。工作是必需的，而且要认真做好，因为你一方面要对得起工资，另一方面还要考虑升迁的问题，最为重要的是，这还是个做人的基本准则问题。可是，我们不能为了工作而工作吧。生活是丰富多彩的，生活不仅仅只有工作，工作只是生活的一部分。我的意思是我们要懂得劳逸结合。

佳睿 大家到了节假日还是很懂得享受的。

许少雄 这是真的吗？看看我们现在的节假日，大家都在做什么？拼命地玩，短途、长途旅游，通宵达旦地喝酒，打牌、玩游戏。

佳睿 那天看到一句话解释什么是旅游："从自己活腻了的地方，到别人活腻了的地方，这叫旅游"。虽然这话说得有点消极，可也不无道理啊！

许少雄 重要的是，大家以为这样做是在休息，是在释放压力，但事与愿违，这是在给身体增加新的压力。《黄帝内经》里，黄帝问岐伯："余闻上古之人，春秋皆度百岁而动作不衰，今时之人不然也，年半百而动作皆衰"。这是为什么？岐伯回答："上古之人，其知道也，法于阴阳，和于术数，食饮有节，起居有常，不妄作劳，故能形与神俱，而尽终其天年，度百岁乃去。今时之人不然也，以酒为浆，以妄为常，醉以入房，以欲竭其精，以耗散其真，不知持满，不时御神，务快其心，逆于生乐，起居无节，故半百而衰也。"

佳睿 "以欲竭其精，以耗散其真"，我们在节假日里所做的大部分的事情，不就是这样吗？听了感觉一身的冷汗啊！

许少雄 所以《黄帝内经》也给出了解决方案："虚邪贼风，避之有时，恬淡虚无，真气从之，精神内守，病安从来。是以志闲而少欲，心安而不惧，形劳而不倦，气从以顺，各从其欲，皆得所愿。故美其食，任其服，乐其俗，高下不相慕，其民故曰朴。"这些话，其实就像是白话一样的容易读懂，容易理解。我们每天忙忙碌碌的，到底在干什么呢？有句话说得一针见血：天下熙熙皆为利来，天下攘攘皆为利往。我们的内心太不平静了。

佳睿 志闲而少欲，心安而不惧，形劳而不倦，说得真好。

许少雄 所以我说，认真读《黄帝内经》就已经在养生了。

佳睿 说这些，跟冬天养藏有关系吗？

许少雄 当然，养藏，不光是吃什么，怎么吃，更重要的是要先从精神上，从内心里懂得如何去调养，这样，在行动上才能更好地配合。《世说新语》中有个故事，说的是管宁和华歆坐在一张席上读书，有人乘华车经过门前，管宁读书如故，华歆却丢下书，出去观望。管宁就把席子割开，和华歆分席而坐，并对华歆说："你已经不是我的朋友了。"外面的诱惑太多了，我们能做到不管不顾，目不斜视，只跟随自己的心，"恬淡虚无，精神内守"吗？做到了，就藏得住。

佳睿 明白了。

许少雄 我们先来看一下冬季的应季食物吧。畜禽类食物，大家都不由自主地选择如黄牛肉、羊肉、狗肉、猪肚、鸡肉、牛鞭等；水产类常见的有带鱼、鲳鱼、鲈鱼、刀鱼、鲫鱼、草鱼、鲢鱼、鳙鱼、黄鳝、河虾、海虾、淡菜、海参等常现餐桌；五谷杂粮类，糯米、高粱、黍米、燕麦、地瓜等频繁亮相；蔬菜类，则是青椒、卷心菜、大白菜、洋葱、花椰菜、胡萝卜、萝卜、甜豆、芹菜、菠菜、芥菜、莴苣竞相登台；水果类常见的有木瓜、香蕉、圣女果、杨桃、柑橘、橙、青枣、甘蔗、草莓、番石榴、牛奶蕉、芦柑、无花果、百香果、黑提子、柠檬、菠萝、油梨、柚子、释迦等。

佳睿 现在很多人根本不知道什么是应季食物，心里没有这个概念。

许少雄 应季食物，就是天造地设，在合适的季节才会出现的食物。《论语·乡党》有"不时，不食"的说法，这也是中医养生所注重的。养生，很大程度上就是顺应自然规律，与天地同步，因为人是大自然的产物，不可能特立独行，我行我素，否则就是逆天行事，惩罚是必须的。最严重的惩罚，就是罹患大病，不治身亡。

佳睿 我知道为什么现在的病越来越多了，原因就在于很多人都不遵循自然规律。

许少雄　内心有邪念，内心没有敬畏感，自然行事就我行我素，特立独行，甚至已经远远超出底线了都不自知。

佳睿　前面说到的食物，有地域性的差别吗？

许少雄　当然，由于地域的不同，这些食物会有所差异。

佳睿　怎么样分辨应季不应季呢？

许少雄　一方面是查资料，包括各种有关食物介绍的书籍，现在这方面的书很多，不过有很多是抄来抄去的，要注意鉴别；一方面是上网查找，当然，网上的资料鱼龙混杂，进行各种比对就能去伪存真；还有一种做法，就是到菜市场去，找售卖人员询问，不过，千万不要在人家最忙碌的时候去，等到市场人流减少了，这时候是最好的，售卖人员正在百无聊赖的时候，有人找他聊天，当然高兴，多半是知无不言，言无不尽。

佳睿　这真是个好办法，我怎么就没想到呢。

许少雄　你平时那么忙，恐怕难得去几次菜市场吧？想不到是正常的。这也是大部分城市人的通病。

佳睿　具体冬天应该怎么吃呢？

许少雄　一般的情况下，对于大多数人来说，补泄兼施，不能一味地补，这是个大原则。前面你也提到了"冬吃萝卜夏吃姜"，我们就先从白萝卜说起。

佳睿　应季的萝卜甘甜无比，我喜欢拿白萝卜来炖点排骨汤、牛肉汤。萝卜到底有多少种吃法呢？

许少雄 这个，恐怕世界上最厉害的大厨师也不一定能说得清楚吧。平时我们确实会拿萝卜来炖点汤喝，也会把萝卜切片来炒菜，比如炒五色菜，其中白色的部分就可以用白萝卜了。白萝卜切成丝，放在砂锅里，加点海蛎干、鱿鱼干、虾米干等，做成海鲜萝卜丝煲，这应该是在一般的餐馆里常被点到的一道菜了。厦门的一些餐馆有一道菜，是大萝卜煲，整根的白萝卜只切成三四块，加虾仁干整块煲熟，吃的时候不小心都能把舌头一起吃下去。（第279页）

佳睿 这个菜我吃过，吃完以后的第一个想法是：下次还来这里，还点这个菜。你知道这个菜是怎么做的吗？

许少雄 恐怕很多人都想问这个问题，当然，酒楼的大厨师可能有自己的一套秘而不传的做法，不过，我试着做过，味道其实差不多。大家可能学不到大厨的独家秘法，但可以学学我们的土办法。很简单，把萝卜去皮洗净，切大块，装盘，放在蒸笼里面，先把大萝卜蒸熟，然后放到砂锅中，放入泡好的虾仁，调入酱油，再加少许几滴醋和酒，当然，别忘了加点水，然后放小火上慢慢地煲，一直到完全入味了，最后调点芡汁烧上，就可以摆盘了。

佳睿 就这么简单？

许少雄 其实很多东西本来就简单，只是我们更愿意相信它复杂，因为我们觉得应该是复杂的东西更有价值，也更不容易被人模仿。

佳睿 原来是这样的。那为什么要加点醋和酒呢？

许少雄 这个问题问得好。中学的时候读化学，都学过酯化反应吧，醋和酒会产生化学反应，产生乙酸乙酯，这个香味就不是一般的调味品能调出来的了。

佳睿 连化学知识都用上了。

许少雄 陈年老酒为什么会那么的香，就是酯化反应的结果，当然，那要在很严格的条件下，在一群微生物的作用下缓慢完成。

佳睿 可是酒里面并没有加醋啊？

许少雄 你没有酿过酒吧？福建的闽西、闽北地区，几乎家家户户都自己酿酒，如果没酿好，就会变成酸酒，那就是著名的米酒醋了。

佳睿 明白了，酒的发酵的过程中，其实又有酒，又有点醋的。没想到，在"吃"这件小事上，还有那么多的学问啊。

许少雄 我们还是继续讲萝卜的做法吧。现在很多人的厨房里都配上了各种工具，只是平时很少去用它，形同摆设。有一种小工具，不锈钢的，在萝卜上一挖就是一个小球。

佳睿 见过，不光是挖萝卜，还可以挖冬瓜。

许少雄 对，就是这个。我们先把萝卜挖成一个个的小球，摆盘，上面撒点盐，再撒点枸杞子装点一下，放蒸笼里蒸熟，浇上高汤汁，再撒点葱花，晶莹剔透。

佳睿 看来做这个节目有时候也遭罪啊，光听得见，就是吃不着。

许少雄 哈哈……这样吧，我们组织一个听友线下美食活动，我来下厨，免得听友们说我们光说不练，也让你能够听得见，吃得着。

佳睿 嗯，这个想法好。关于萝卜，还有什么好菜，尽管道来，这回我能不产生过多联想了。

许少雄 很多孩子阳有余而阴不足，也就是说，阳气很足，永远不知道什么叫累，可是脏腑的发育还没有完全，处在阴虚状态，这时候需要滋阴。很多孩子没有平衡饮食的概念，家长又没有用相应的知识加以引导，结果很多孩子挑食、偏食，如果我们能把孩子平时不喜欢吃的食物偷偷藏起来，让他不知不觉就吃下去，这是不是个好办法？

佳睿 是个好办法，可是有什么食物可以同时解决这么多的问题呢？

许少雄 酿萝卜。

佳睿 还是萝卜？怎么酿法？

许少雄 很久很久以前，有一个吝啬的老财主，给自己的儿子请了一个老师，教孩子读书。老财主每天给这位私教吃的菜全是萝卜。私教也不好说什么，忍气吞声教了一段时间，事实上什么也没教。有一天，老财主要考考儿子的学业，儿子慌了，问老师怎么办，老师说："别紧张，待会你爹出题，你就看我的筷子指什么你就回答什么。"老财主出了一个对子：青菜。老师马上把筷子指向萝卜，儿子就回答："萝卜。"老财主想，青菜对萝卜，不错。又出了一道题：丝缎。老师筷子又指向萝卜，儿子只好又回答"萝卜"。老财主有点不高兴了："这怎么能对得上呢？"老师解释道："罗乃凌罗之罗，帛乃布帛之帛，对仗很工整啊。"老财主只好闭嘴，过了会儿，又出了一道题：弦管。教师还是把筷子指向萝卜，儿子很无奈，只好又说萝卜。老财主火了，教师不慌不忙地说："锣乃锣鼓之锣，钵乃铜钵之钵，有何不可？"老财主说："你怎么老教我儿子萝卜呢？"老师说："你每天让我吃萝卜，能指望我教点什么呢？"讲完故事，我们还是继续讲萝卜吧！

佳睿　哈哈哈，有意思，那就继续讲萝卜吧！

许少雄　酿萝卜是个手工菜，先将萝卜处理干净，切成一寸半左右长度，保持圆形也行，再修掉圆弧，切成方形也行，重要的是，在中间挖一个洞用来装馅。挖好洞后，将萝卜先浸泡在淡盐水中备用。

佳睿　明白了，这种"酿"法好像可以做很多菜肴啊，我见过酿豆腐、酿香菇、酿茄子。关键是那个馅要选什么食材对吧？

许少雄　太对了！因为在冬季，所以我们可以适当选一些寒凉性的食材，比如荸荠、莴笋、西芹，再加点胡萝卜、银杏、瘦肉，或者选一些平时孩子不大喜欢吃的东西，一起剁碎。

佳睿　现在不是有搅拌粉碎机吗？搅一下多省事。

许少雄　不行，那样搅出来的味道不怎么好，我们选的食材中有些是脆的，如果这样搅，就全烂了，口感不好，还是用人工剁比较好。

佳睿　我知道了，做饺子馅也用人工来剁。

许少雄　饺子也一样是个理想的食物，一个饺子同样包含了多种食材，这本身就是平衡饮食的典范。北方人过节喜欢包饺子，是个很科学的做法，如果平时也能做，就更好了。

佳睿　馅剁好了以后，就装到萝卜里？

许少雄　别急，萝卜从淡盐水中取出稍微晾干一下，然后用调匀的生粉水先在挖的洞里均匀涂一下。

佳睿　这是什么作用呢？

许少雄　白萝卜虽然挖了洞，但里面的表面是光滑的，不容易吸住馅，用生粉涂一下就能解决这个问题。

佳睿 烹饪的小窍门无处不在啊。

许少雄 经常下厨的人就会注意这些小细节。现在可以装馅了。装好馅，摆好盘，就可以上蒸笼了。一般情况下，蒸 15 分钟，就全熟了，这时候每个酿萝卜上面可以点缀上一小块的咸蛋黄，或者一小撮橙红色的鱼籽酱，马上就让人食指大动了。据我观察，就算挑食的小朋友，好像也很少拒绝这样的佳肴。

佳睿 也就是说，如果家里餐桌上的菜肴，都能用心做好，孩子是会逐步改变挑食习惯的。做家长可真不容易啊！

许少雄 前些时候，我在报纸上发了一篇文章，标题就叫《和孩子一起成长》，很多东西，是有了孩子之后，"形势所迫"，我们才学会的。所以我们每个阶段的学习内容和形式都有所不同。你看，这道菜，是不是解决了冬天内热的问题，解决了平衡饮食的问题，同时，顺便把孩子的挑食问题也给解决了？

佳睿 真是一举多得。

许少雄 当然，一道菜解决不了所有的问题，特别是孩子的饮食问题，这是一个长期影响的过程。为了孩子的健康，很多家长渴望着改变自己，从我们举办的短期培训班，就可以看到这种情形了。

佳睿 你们能这样为家长着想，应该会大受欢迎的。还有什么菜肴适合冬天，最好既能补，又不致产生内热？

许少雄 四宝汤就很不错。

佳睿 四宝汤，这名字听起来就不错。（第 283 页）

许少雄 四宝汤能美容养颜、润肠通便、滋补肝肾，还能清泄内热。所需食材：猪肚片、猪肉片、竹荪、鲜香菇、鹌鹑蛋、枸杞、当归、玉竹、沙参。

佳睿 前面的食材吃多少下多少，这好办，但后面的几味中药材下多少量呢？

许少雄 如果是一家三口的话，枸杞子5克，当归3克，玉竹8克，沙参10克，就可以了。

佳睿 看样子这是要煲汤了，有点像是广东靓汤。

许少雄 对，所有食材都放在砂锅中，加适量的清水，大火烧开后，改成小火，慢慢地煲，一起到猪肚烂熟，加点盐调味，就可以吃了。完全不用煲好几个小时，一般情况下，1.5小时足够了，所以跟广东的靓汤还是有区别的。

佳睿 为什么不煲成老火靓汤呢？

许少雄 从西方营养学的角度看，煲久了的汤，味道确实鲜美，那是因为食材中的一些含氮浸出物，还有部分的氨基酸，溶解在汤里了。可是如果煲汤时间过长，汤里面就会出现比较多的嘌呤和亚硝酸盐，当身体的功能受损，没有办法正常代谢这些物质的时候，就可能会导致尿酸过高，以及导致亚硝酸盐合成亚硝酸氨。据现代医学研究表明，亚硝酸氨是强致癌物。

佳睿 明白了，老火靓汤也是有利有弊啊。

许少雄 所有的事物何尝不是这样，都是有利有弊，过犹不及。

佳睿 生活处处是哲理。

许少雄 有一本书的名字很长，但很有意思，叫做《一生中最重要的哲理，你在幼儿园都学过》。

佳睿 想想还真是这样的。你能不能跟大家解释一下这道汤里所选用的食材的功效？

许少雄 应该的，我们要知其然，也要知其所以然嘛。在这道汤里，猪肚可以健脾养胃，这是大家知道的；瘦肉偏凉，有滋阴的功效；枸杞子侧重在补肝肾；玉竹养肺胃之阴，同时润燥生津止渴；沙参养阴清肺，化痰止咳；当归养血活血。你知道为什么叫当归吗？

佳睿 这个还真不知道。

许少雄 当归当归，就是当然要回归的意思，也就是让血回到本来该待的地方，不要乱跑。血不乱跑了，就不会平白耗掉了，这也间接地补了血。

佳睿 原来还有这个说法，中医中药太有意思了。

许少雄 我们再讲一个芥菜吧。

佳睿 好，就是有苦味的芥菜，前面我们讲过，冬天要吃点苦味的食物，可以去除内热，芥菜是很理想的选择了。

许少雄 我们在市场上看到的芥菜其实有两种，一种长得像包菜一样，但叶子很肥厚，像植物的茎，这种芥菜一般用来做杂菜汤、猪肺汤，海鲜煲。另外一种芥菜长得跟一般的绿叶蔬菜一样，但叶子很大很长，除了加虾皮清炒外，还经常做成干菜储藏，先煮一下，再用手撕成小片，挂在竹竿上晾干，在蔬菜不多的季节吃。

佳睿 广东人好像很喜欢拿这种干菜来煲各种汤。

许少雄 是，因为我在广州待过一段时间，所以有很多机会品尝到这种汤，味道确实是不错。

佳睿　讲了这些，希望大家已经懂得怎么选择冬天的菜肴，不会一味地吃温补的食物了。

许少雄　希望大家能真正了解这点。

第五节　一年中的第五季

佳睿　我们讲完了一年四季的饮食原则和要点，接下来对于季节养生，还有什么要告诉大家的吗？

许少雄　准确地说，一年有五季，就是在春夏秋冬的基础上，还有一个季不能忘了，就是长夏。

佳睿　我们讲过长夏的，但没有仔细展开来讲，这个长夏几乎不在大家的概念中。

许少雄　是，关于长夏，本来有各种不同的说法，有的说夏秋交界的时节叫长夏，有的说一年中凡是气温超过 35℃ 的日子就叫长夏，还有说春夏秋冬每个季的最后 18 天属于长夏，这也就是说，一年四季中都包含长夏，这个说法很有意义。长夏对应的正是我们的脾脏。

佳睿　怎么理解呢？

许少雄　在秦汉之前的古籍中，还没有出现过"长夏"这个词，一直到了《黄帝内经》的出现，才有了这个词。有人做过统计，《黄帝内经》中共有 27 次提到"长夏"。大家公认的说法，这是为了与天之五行、人之五脏相配来构建五大系统，才多出了长夏这个季。《黄帝内经·素问·六节藏象论》中有一段王冰的注："长夏者，六月也。土生于火，长在夏中，既长而旺，故云长夏也。"这里说的六月，是指农历，对应于阳历大概在七月七日至八月六日前后。这就是前面提到的关于长夏是夏秋之交的说法的来源。至于气温超过 35℃ 的日子这一说法，应该是从夏秋之交这个说法上衍生出来的，因为农历六月气温最高，而且天气多变，时有阵雨，空气湿度也非常高，正是脾受湿最严重的时节，所以把它说成"长夏"也能说得过去。

佳睿 还有另外的说法呢？就是每季的最后 18 天，你好像更倾向于这个说法？

许少雄 《黄帝内经·素问·太阴阳明论》中有一段话："脾者土也，治中央，常以四时长四藏，各十八日寄治。"这就是说，每季的最后 18 天，归为长夏。明代大医学家张景岳说："春应肝而养生，夏应心而养长，长夏应脾而变化，秋应肺而养收，冬应肾而养藏。"为什么我会比较倾向于这种说法呢？如果按长夏是从夏季分出来一个月，那么，夏季就只剩下两个月了，而春、秋、冬还是各为三个月，这明显不合理。所以《黄帝内经》的作者很聪明，为了均衡这个时间，又给了"脾不主时"的说法，前面那段经文比较完整的是这样的："帝曰：脾不主时何也？岐伯曰：脾者土也，治中央，常以四时长四脏，各十八日寄治，不得独主于时也。"从每季之末各匀出 18 天由脾所主，$18 \times 4 = 72$ 天，而 3 个月 90 天 $- 18$ 天 $= 72$ 天，这样一来，每季就都是

72天。这样一来，四季就变成了名符其实的五季了。

佳睿　有理有据。

许少雄　这个说法告诉我们，一年四季都要健脾。这符合脾为后天之本，要重点呵护的要点，这也是我为什么会比较倾向于这个说法的原因，我觉得，不管怎么强调养脾胃的重要性都不为过。

佳睿　非常有道理。健脾就是要多吃点山药，我喜欢煮山药粥来吃，口感不错。

许少雄　健脾的方法非常之多，吃山药只是其中的一个，其实我也喜欢吃山药粥，特别是用铁棍山药来做粥，加一点肉末，煮好了之后再撒点葱花。前不久有朋友来访，就煮了山药粥待客，结果被大大地点赞。其实，在长夏季节，不光是吃什么的问题，还有需要注意什么的问题。

佳睿　这个也正是我想问的问题。

许少雄　我们可以先了解一下，什么因素会伤害脾脏。脾的作用那么大，实在伤不起，但我们可能因为缺少常识，在不知不觉中就把它给伤了。中医学告诉我们，过思伤脾，思虑过重，对脾就是个严重的危害。

佳睿　可是现代人哪有不思虑的？我们面对的社会比起以前来说更加的复杂了，我们面对的情况更加瞬息万变，就像我们常说的："变，是唯一不变的。"为了前程，为了利益，为了名声，很少有人会不思虑的。

许少雄　你会注意到，我们经常会有个错误的假设，就是"如果我赚到很多钱，如果我谋到了要职，如果我有了名气，如果我升官了，如果……那么我就会有个好的生活，我就会很幸福。"

佳睿 这应该是大多数人的逻辑吧。不是有人编了一个这样的小段子吗："每天早上起床，我都会查看一下福布斯富豪排名，如果上面还是没有我的名字，那我就继续认真上班"。大家如此地拼命，如此地卖力，就是以为钱能解决所有问题，地位能解除所有痛苦，其实大不然。很可能还会得不偿失，赔了夫人又折兵。

许少雄 古话说得好："天命有常，唯有德者居之。"这个"常"，就是规律，意思说得很明白了，只有有了"德"，才能获得，同时也才能享有。如果我们要用心琢磨，要尽心思考，就应该想想，怎么样做才能修出德来，而不是一门心思地钻营怎么升官发财，否则，就算侥幸得来了，也终会失去，而一旦失去，会造成更大的心理不平衡。

佳睿 看起来你说的"过思"，其实是我们"思"的方向和内容错了，"思"了很多不该思的，而该"思"的地方却思得少了，并因此造成了内心的冲突和不安。因为思不一定能得，而如果思之不得，又会抱怨一大堆。

许少雄 是这样的，过思和抱怨才是伤脾的关键。如果我们的早期教育中就有"育德"，孩子们从小就读圣贤书，可以避免多少不幸的人生啊！伤脾还有另外一个因素，就是"过甜伤脾"。

佳睿 我们的食物的发展确实有些畸形了，甜食零食过度发达，让你不吃都不行。孩子们看起来更幸福了，想吃什么张口就来，可因此造成的健康问题层出不穷。走进面包店，琳琅满目的各色面包、蛋糕、点心让你眼花缭乱，而且味道极好。走进超市，各种饮料挤满货架。

许少雄 先不说这些东西是否有防腐剂、色素、香精以及禁用的添加剂，就是其中所含的糖分，就足以让我们的脾大受苦头了。澳大利亚有"肥婆多"之说，就是因为澳大利亚的甜食异常发达。你知道吗，在澳大利亚，我曾经站在一位肥胖的妇女后面，结果前面的人完全看不到我，到处找我呢。

佳睿 想象一下就觉得可怕。糖的热量很高，吃多了肯定得发胖。

许少雄 其实这是过甜伤脾的直接表现。

佳睿 这怎么理解呢？

许少雄 甘味本来是补脾的，可是过犹不及，就像人参可以快速补气，可是你把人参拿来当地瓜吃，估计会发生什么结果？

佳睿 肯定没人受得了，估计会七窍流血。

许少雄 据说乾隆皇帝也常吃人参，可是吃着吃着就上火了，而且越来越严重，后来御医把人参和五味子、麦冬配在一起，乾隆吃了就不上火了。因此而有了"生脉饮"这个方子。脾喜欢甘甜味，可是太过了，脾接受不了，就把自己给伤了。脾主运化，化是化生气血，运是运送传达，脾把食物中的精华物质转化成身体的基本物质"气、血、津液"，然后运送到全身，让全身都得到滋养。可是当脾的功能受损之后，就可能出现化而不运，或者不运不化的情况了，这在中医学叫做脾的运化失司。

佳睿 化而不运是个什么样的结果呢，不运不化又是什么情况？

许少雄 用我们今天的话来讲，化而不运就是把食物中的精华物质都吸收了，转化了，可是并不把这些物质运送到身体的各个地方，而是在腹部堆积起来，这就开始出现"游泳圈"了，如果情况没有得到改善，继续恶化，肥胖就难免要发生了。为什么喝多了啤酒会出现啤酒肚，暴食暴饮会出现将军肚，吃多了甜食同样会发胖，啤酒的湿度太高，容易伤脾，暴食暴饮伤脾，过甜也伤脾，就是这个道理。当脾化而不运的时候，会出现一种情况，就是我们经常听人抱怨的："真倒霉，喝开水也发胖。"

佳睿 原来问题在这里。

许少雄 不运不化就是脾工作不动了，干脆罢工。你见过这样的人吗，不管吃什么，都表现得食欲挺好，饭量挺大，可就是不长肌肉。

佳睿 这种人好像还不少，吃的东西都到哪去了？

许少雄 白忙活一阵，吃的东西又出去了，大部分都没能留住。这是脾不运不化的结果了。

佳睿 健脾养胃真的太重要了。

许少雄 养护脾胃，一方面是补养，健脾和胃，一方面是不给它添乱，不给它增加负担。

佳睿 所以高湿度的食物，过甜的食物尽量少吃，或者不吃，更不要暴食暴饮。可是很多人还是管不住自己的嘴啊。

许少雄 长夏，从某种意义上讲，就是可以把我们在整整一季里所积累的这些因素给释放掉，然后重新启程。

佳睿 这就像是重整旗鼓。

　　许少雄　这个词用得好！身体需要补养，也需要休整。机器用久了，要停下来检修维护，人这部"机器"也需要检修。长夏这个"季"确实是少为人知的，只有学过中医的人才会有一定的了解。

　　佳睿　所以长夏期间最好少吃肥甘厚味的食物，对吗？

　　许少雄　理当如此。俗话说：肉生火，鱼生痰。这些食物吃得太多了，容易阻滞脾的运化功能，应该减少。你说的肥当然指的是肉类食物，还有海产品。甘指的是各种甜食，而厚味则指的是添加大量的调味品，也就是现在常说的重口味食物，特指过咸、过甜、过辣的食物。

　　佳睿　现在重口味的人越来越多了。

　　许少雄　这个有多方面的原因，一是各种调味品越来越丰富，餐馆为了让菜品更好吃，争取在剧烈的竞争中留住顾客，无所不用其极，因此使用调味品越来越多；一是人们在重大的工作、生活压力下，经常出现肝气不舒，肝阳上亢，肝郁化火，肝气犯胃，而导致食欲不振，脘腹胀满等问题，而重口味的食物更能打开胃口，因而逐步变成习惯，再吃一般食物，就觉得淡而无味了。

　　佳睿　原来是这样啊！近些年来，川菜、湘菜大行其道，很多人无辣不欢，我还以为是一种时尚，原来还涉及生理的问题。

　　许少雄　《黄帝内经·素问·生气通天论》里面有段话很能说明问题："阴之所生，本在五味，阴之五宫，伤在五味。是故味过于酸，肝气以津，脾气乃绝。味过于咸，大骨气劳，短肌，心气抑。味过于甘，心气喘满，色黑，肾气不衡。味过于苦，脾气不濡，胃气乃厚。味过于辛，筋脉沮弛，精神乃央。是故谨和五味，骨正筋柔，气血以流，腠理以密，如是，则骨气以精，谨道如法，长有天命。"

佳睿 这怎么理解呢？

许少雄 这段话的意思是，我们的脏腑本体的维护，来源于食物中的五味。如果饮食不当，储藏阴精的五脏六腑，会因五味的偏差而受到损伤。过度食用酸味太重的食物，会使肝气亢盛，肝木克制脾土，导致脾气的衰弱；过度食用咸味食物，会使骨骼损伤，肌肉萎缩，肾水压制心气，导致心气抑郁；过度食用甘甜味食物，会使心气满闷，气逆作喘，脾土制肾水，导致肾气失于平衡，颜面发黑；过度食用苦味食物，会使脾气不濡润，导致胃气滞而不降；过度食用辛辣味食物，辛金压制肝木，会使筋脉败坏，出现松弛，并让内在的精神受损。谨慎地调和五味，平衡饮食，才会让骨骼强健，筋脉柔和，气血通畅，腠理紧致细密。

佳睿 懂得这些道理，才能了解养生之道。

许少雄 《黄帝内经·素问·五脏生成篇》中还有一段话，也很能说明问题："是故多食咸，则脉凝泣而变色；多食苦，则皮槁而毛拔；多食辛，则筋急而爪枯；多食酸，则肉胝膔而唇揭；多食甘，则骨痛而发落。此五味之所伤也。"

佳睿 这段话又怎么解释呢？

许少雄 吃得太咸了，或者吃太多咸味的食物，能使血脉运行凝涩、不通畅，脸上的色泽会发生不好的变化；吃太苦了，或者吃多了苦味食物，能使皮肤枯槁起皱，毛发也会脱落；吃太辣了，或者吃多了辛辣味的食物，就会导致筋脉拘紧甚至痉挛，指甲也会枯槁变形；吃得太酸了，或者吃多了酸味的食物，能使肌肉萎缩，嘴唇也会变形甚至上翘；吃太甜了，或者多食甜食，能使骨骼发生疼痛，而头发也会脱落。这就是被五味伤到了。

佳睿　很多人出现了上面所说的症状，不知道怎么回事，还以为自己得了什么大病，原来却是食物出了问题而不自知。

许少雄　想养生，就需要有专业的知识。我们经常开一个玩笑：人家把你卖了，你还帮人家数钱。吃错了食物，还不知道问题在哪，甚至有些食物吃得挺顺口的，说不定还推荐别人吃呢。

佳睿　自己蒙在鼓里，还要蒙别人。我们的古人太有智慧了，几千年前就发现和总结了这么多的问题，我们还有什么理由不好好学习呢？现在很多人就一门心思地想着要创造发明，要进行创新，实际上，很多东西都还没学好呢。所以搞出来的一些东西，要么昙花一现，要么祸害别人。

许少雄　这么多的感慨啊，可见平时观察得多，思考得多。

佳睿　祸福伏倚的道理，不能不想啊。

许少雄　前面我们说了长夏尽量不要吃肥甘厚味的食物，以免给脾胃造成不必要的困扰，有些人肯定在想：那我们吃些什么呢？我觉得，用粥养的办法就非常好。

佳睿　对啊，老人家常说，粥是最养人的。长夏时节我们吃些什么粥好呢？

许少雄　首先要推荐的，是大米小米各半粥。大米能润肺养胃，小米能健脾养气血，这两个搭配是非常合理的。

佳睿 我能欣然接受这个粥。

许少雄 我们都知道，现在的大米很有问题，先不说用矿物油抛光的毒大米，只说正常大米吧，大多数胚芽都被拿掉了，因为胚芽比大米要贵得多，可以成为其他产品的重要原材料，所以我们吃的大米是很少带胚芽的。我们看起来是在吃大米，其实更重要的是吃谷物种子当中的生命力，生命力就表现在胚芽上。现在胚芽没了，其实大米的营养成分就很少了。西方营养学认为现在的精制大米只剩下营养价值不高的碳水化合物，这种说法也是对的。

佳睿 加进小米，就可以改善这个问题，对吗？

许少雄 对，不光是小米，其他的杂粮也可以，比如高粱、糙米、玉米、小麦、大麦、燕麦、荞麦、杂豆等。现在可供选择的五谷杂粮非常多。

佳睿 我身边很多朋友喜欢吃五谷杂粮粥，每次用十种八种的杂粮一起煮，或者用全自动豆浆机来打浆喝，觉得非常养生。

许少雄 这种做法应该是道听途说，或者断章取义来的。八宝粥大家都知道，估计也都吃过，你想想，八宝粥能天天吃吗？答案是不能。为什么呢？因为这是不好消化的食物，只能过节的时候吃上一碗。现在天天用十种甚至更多的杂粮来煮粥，那何止是八宝粥，简直是十宝粥了，长此以往，胃应该是受不了的，从这一点上看，物极必反的道理应该能明白。

佳睿 明白了，可是那么多的杂粮，怎么吃才科学呢？

许少雄 不管有多少种，每次只加一种，轮流加，这样既不会给胃增添负担，又可以解决胚芽的问题，而且每天都有新鲜感，多好啊。还有，如果用全自动豆浆机来打，也存在着风险。

佳睿 怎么说？

许少雄 我们都知道，煮粥也好，煮豆浆也好，煮开了之后一定会沸出来的，因为这里面有很多的泡沫。可是你见过全自动豆浆机会沸出来的吗？如果会沸出来，还有谁敢买这种机器？那是用了什么办法让它不沸呢？对了，温度，把温度设置在90多摄氏度，只要不达到100摄氏度，就不会沸腾，就不会溢出来了。

佳睿 原来秘密在这里。这么说，这一锅粥是没煮熟的了？

许少雄 是这样的。不过，你也别急着把家里的豆浆机给扔了，这机器还是可以用的。我们可以把打好的粥浆倒到锅里重新煮开，刮去泡沫再吃，或者先把食材煮熟，刮去泡沫，然后放在豆浆机里来打，这样就安全多了。不过，牙齿健全的人群不建议经常用豆浆机来打，不要剥夺牙齿的咀嚼能力。

佳睿 不说不知道，一说吓一跳。你提到几次刮去泡沫，这泡沫里面有什么问题吗？

许少雄 从西方营养学的角度看，泡沫里面含有较多的嘌呤和泡皂，这些物质对健康是不利的，所以应该去掉。讲了这么多，可能很多听众更关心的是自己有了问题该怎么来处理。

佳睿 是的，大家可能更关注的是怎样调理自己的身体。

许少雄 在身体调理方面，我们需要多一点了解的，是哪些食物比较适合"我"这个个体的体质状况，怎么样来搭配才更合理一些，更有助于问题的改善。

佳睿 我们刚才说到那碗山药粥，可能现在都凉了吧？我们还是比较擅长吊大家胃口的。

许少雄 我们说着说着又不知不觉把话题展开叙述了。山药是平性的食物，它的性状是"味甘性平"，它同时也是个很重要的中药材。

佳睿 你这里说的山药是指到药店买的还是到菜市场买的？

许少雄 我们现在讲的是食物，所以是菜市场买得到的。

佳睿 在菜市场看到的其实有好多种山药，有比较平直的，有粗粗壮壮的，还有很细的铁棍山药，这些的吃法和功效会有很大的不同吗？

许少雄 山药的品种很多，常见的有淮山药、凤山药、细长毛山药、麻山药，还有铁棍山药。我三月份正好去陈家沟学拳，那个地方就是河南的焦作市温县，所产的铁棍山药品质非常好。这么多种山药，效果有差别吗？肯定是有差别的，因为它们所含的"气"不一样，这是它内在的东西。

佳睿 中医很讲究"气"。

许少雄 是啊，中医学认为，人得天地之全气，物得天地之偏气，有偏气就有偏性，有偏性，就能纠正人体的偏差。为什么用食物调整身体就叫"食疗"？其实食疗就是用食物疗养身体的意思。为什么可以达到这种效果呢？就因为食物或多或少都带有偏性。有的食物偏温，有的偏凉，有的偏热，有的偏寒，所以当身体出现寒象的时候，我们就用温热的食物来调整它，当身体燥热的时候，我们就用凉性食物来平衡它，这就是中医说的"寒则热之，热则寒之"，把原理搞明白了，去寻找食物就简单了。

佳睿　是啊，搞明白原理最重要了。

许少雄　但是还有一个难点，就是你怎么判断你的身体是寒的还是热的呢？

佳睿　这个还真不容易搞明白，我就知道，我比较怕冷，我就是虚寒体质。

许少雄　比较怕冷你首先要考虑的是阳虚的问题，你要选择一些补阳气的食物才会更合适些。有个问题，就是人体的阳气从哪里来呢？

佳睿　从我们的食物吗？

许少雄　一方面，来自于中医所称的水谷精微，通俗地说也就是我们所吃的食物里面的精华物质。我们的胃是负责腐熟五谷的，意思就是煮熟了，碾碎了，然后到小肠去吸收，接下来呢？西医认为，通过小肠中的门静脉与肝连接，将营养物质在肝里面进行各种化学反应，包括解毒排毒，然后送到血液中滋养全身。中医学则认为，小肠有分清泌浊的作用，吸收了水谷精微物质，这是清的部分，同时将没用的糟粕往大肠排，这是浊的部分。然后，清的部分通过脾的运化作用，转化为气、血、津液，再将气、血、津液送至肺，与肺呼吸进来的空气精微进行结合，产生宗气，然后输送全身。

佳睿　两套理论体系看法不同。

许少雄　对。脾的运化作用，其实是两个概念，一是化，就是变化、化生的意思，把营养物质化生成身体需要的基本物质如气、血、津液，也就是我们通常所说的精气等等；另一个概念是运，就是运输、送达的意思，也就是说，把这些化生出来的基本物质送到全身，包括五脏六腑，四肢百骸，所以我们可以把脾看作是一个庞大的物流系统，这是大家非常熟悉的概念了。现在如果没有物流，生活就会乱成一团糟，同样，脾出状况，身体也会一团糟了。这个以后我们再慢慢展开来讲。

佳睿 还是来说说那碗山药粥吧。

许少雄 好，这粥其实很简单，就两样东西，一个是山药，一个是粳米。

佳睿 什么是粳米？为什么要用粳米呢？

许少雄 一般来讲，矮胖的东北米就叫粳米。东北水稻生长的时间比较长。而南方米一年种两季是起码的，有的甚至种三季，东北可能只种一季，因为北方冬季时间长，全部都封冻了，长不了植物。而种植时间长的植物能吸收到的来自天地的气，也就是营养成分就更充足一些。东北米一般也叫粳米，从体形上看是那种短短胖胖的，而南方大米一般叫籼米，那种细细长长的。

佳睿 原来我们吃的大米还有这样的区别呢。

许少雄 是的。粳米也是一味中药，在医圣张仲景的名著《伤寒论》中讲到，人感受了风寒而出现太阳中风或太阳伤寒，这类似于现在的感冒，但又有区别，感冒是比较笼统的叫法，是西医的病名，而发病的机制、发病的位置层面是有非常大的不同的。这个我们以后再讲。这时候如果看中医，中医师就要进行辨证，如果给出的是桂枝汤，经常要叮嘱一下病人，喝完药以后再喝一碗热粥，这热粥就是用粳米做的，用来帮助身体增强发汗的力度，同时还能补充津液。还有一个著名的方剂叫白虎汤，里面直接就加了粳米了。

佳睿 白虎汤？

许少雄 由知母、石膏、甘草、粳米四味药组成，对于伤寒而出现的体表有热，内里又有寒象非常管用。伤寒论里面还有青龙汤、真武汤呢！

佳睿 左青龙，右白虎，中医真的非常有意思。

许少雄 还有北玄武，南朱雀，就是没有找到朱雀汤。

佳睿 为什么呀？

许少雄 这是很多人正在绞尽脑汁思考的问题。

佳睿 那就让他们继续思考吧，我们继续我们的话题。

许少雄 好。山药如果用生晒干的，可以直接放到淘洗好的米里面一起煮成粥就行了，有点像地瓜粥，但口感比较差，用新鲜的会好一些。一般洗干净去皮后，把山药切薄片或切成丁都可以。先把大米下锅煮开，再加适量的水。说个题外话，上次我让一个人煮这道粥，交代好了米淘洗好下锅，大火煮开，结果大火是开了，但是米焦了，打电话给我，问清楚后才知道原来他没有加水。

佳睿 这也太好笑了。也难怪，现在很多人没有下厨的经验和习惯，你看这现代生活闹的，所有的事情都是越来越专业化，很多人都快没有生活能力了。

许少雄 粥煮开后再放山药，要不然山药熬久了会有点糊糊的，不好吃。放入山药后，再开锅，改小火，一直到米烂熟，这样，山药粥就煮成了。

佳睿 我们讲这道粥，人家可以煮熟好几锅了。

许少雄 如果碰到脾胃虚弱伴有肺虚的人，山药就要换另一种吃法了。也很简单，就是把山药洗干净后，不要削皮，甚至还有些根须，都不要去掉，直接切成一小段一小段的，上蒸锅蒸熟就可以吃了。当然，选择铁棍山药味道好一些。

佳睿 山药不去皮，还带根须，会不会很难吃啊？

许少雄 大部分人都会这么想。这里面存在一个问题，就是人们喜欢按常理来推断，觉得山药皮看起来很粗糙的，不太适合吃。另一个问题，就是大多数人不愿意去尝试一下。现在很多人不敢吃很多食物，缺乏尝试的勇气，这是因为没有人来为他们开导一下，结果就和很多的美味佳肴失之交臂了，很可惜。我们为什么不能当一回神农去尝百草呢？

佳睿 哈哈，你说得对，我们对于陌生的东西总是有戒备心理的。

许少雄 山药健脾补肾，如果连皮一块吃，还能润肺滋肺阴呢。其实我第一次这样吃的时候也是皱着眉头硬着头皮的，但吃完之后发现，我想错了，山药的肉是香酥的，而山药皮是脆的，合在一起吃，套用一句广告语，叫"味道好极了"，真是相得益彰，不吃不知道，吃了还想吃。

佳睿 真的？

许少雄　毛主席说过：你要想知道梨子的味道，就亲口尝一尝。

佳睿　好吧，下次我煮山药，一定不削皮。

许少雄　你看，话说得不那么坚定，还是心存疑虑吧？

佳睿　嗯，是有点疑虑。

许少雄　要不，下次你蒸山药，我去为你做示范？

佳睿　好呀！

许少雄　山药粥在长夏季节都可以吃。我查了一下，今年的夏天估计火太大。

佳睿　你指的火是不是热？

许少雄　是，就是暑火会非常大，现在虽然还看不出来。

佳睿　那岂不是大家今年夏天会很难过？

许少雄　过些时候，就到盛夏了。其实也很好理解，今年热得晚，不代表不热，而是集中在一起热。

佳睿　大家不要高兴得太早了。

许少雄　你知道，从五行的理论来看，水能克火，但是如果水太少了，杯水车薪，怎么办？

佳睿　那就灭不了火了。

许少雄　不光是灭不了火，水会被蒸发掉的，这时候就会出现火反过来克水，所以火太大的时候我们也要适当补水。这是中医的整体观念，五脏六腑应该处于平衡状态，当一方强大而打破平衡的时候，就会影响到另外的脏腑功能，必须进行调整，让它回复到平衡状态，人就不会生病了。

佳睿 是啊，中医太好了，从宏观上把这么些个原则阐述得这么清楚明了。

许少雄 我们现在运用中医学的理论来指导我们的科学饮食，这就是中医营养学研究的重要内容。刚才说到山药，山药除了补脾润肺，还入肾经，能补肾气，所以山药粥在这个时候吃也就非常好了。

佳睿 那在其他的季节适不适合吃山药粥呢？

许少雄 我们说过，四季都需要健脾，因为四季都有长夏，所以都适合吃，当然，我们可能会根据不同的季节变化，结合每个人的不同状况做一些调整。

第六节　春夏养阳秋冬养阴

佳睿 为什么说春夏养阳，而秋冬养阴呢？

许少雄 我们先来看一下这个，地球自转一圈是一天，早上起来，太阳从东方升起，温度逐渐升高，有点像春天来了。到了大中午，这是一天中最热的时候，像夏天，而到了傍晚，天又变得凉了，像秋天，到了半夜，是一天中气温最低的时候，这就像冬天了。你注意看一下，经过这一天，地球有没有什么变化？

佳睿 没有太明显的变化。

许少雄 对。真正变化的是太阳的角度以及因此所产生的热量的不同，太阳的热力就是阳，阳的变化导致了一天的温度产生变化，而地球是阴，它是没有什么变化的。也就是说，早晨起来，阳气是上升的，到了中午最盛，过了中午阳气开始下降回收，到了半夜阳气最弱。早晨起来，如果我们吃点温阳的食物，帮助阳气更好地升发起来，一整天可能我们都会精神抖擞，意气风发，而到了晚上，阳气回收，我们吃点滋阴的食物，让心情沉静下来，可以更有助于睡眠。

佳睿　一天当中就有四季。

许少雄　我们再看一个现象：春天来了，阳气徐徐升发，万物也开始发芽，小草开始钻出地面；到了夏天，阳气最盛，万物也生长到最繁茂的状态；到了秋天，阳气开始回收，树叶开始发黄凋零脱落；而到了冬天，阳气闭藏，千里冰封，万里雪飘，很多动物都冬眠去了，树木的生机也都掩藏了起来。这就是《黄帝内经》中所说的"阳生阴长，阳杀阴藏"。

佳睿　不是说阳气升了，阴气就降吗？

许少雄　阳化气，阴成形，阳为用，阴为体。意思是说，地球以及地球上的有形的万物是"阴"，而推动地球上万事万物生、长、化、收、藏的能量就是"阳"。阴阳本是一体，确实有彼此消长的过程，但阴阳又是互根的，这个我们在以后的节目当中再来详细地谈。如果我们的养生是按照天地之间的变化规律来做，就是顺应自然，比如说春天阳气在升发，夏天阳气最为隆盛，我们多吃温阳的食物。秋天阳气收敛，冬天阳气闭藏，我们多吃滋阴的食物，一方面滋养本体，一方面帮助收藏，这就是"春夏养阳，秋冬养阴"了。其实，一句俗话就把这个原则讲清楚了："冬吃萝卜夏吃姜"。

佳睿 是啊，以前不懂，觉得不可理解，冬天那么冷，还要吃萝卜，夏天那么热，还要吃姜，现在完全明白了。我相信收音机前的听众朋友现在最想问的一句话应该是：具体应该怎么做呢？

许少雄 首先要解决的问题是作息时间，《黄帝内经》告诉我们，春天和夏天是阳升阳旺的季节，可以晚睡，但必须早起。阳主动，动则升阳，所以必须早起，做适当的运动，这样有助于阳的升发。春分是日夜平分的时节，接下来白天逐渐变长，可以适当晚睡，一直到秋分又是日夜平分。

佳睿 问题是什么叫早睡，多晚叫晚睡？几点算早起，几点叫晚起？

许少雄 这应该是很多人想问的问题。因为现代人的生活习惯和古代完全不一样了。古代人没有太多的夜生活，他们能做到日出而作，日落而息，现代人已经完全不可能这样生活了，所以，有一个大家比较容易接受的做法，就是晚上超过十一点睡觉称为熬夜。

佳睿 有根据吗？

许少雄 晚上 11 点至凌晨 1 点，是胆经当令的时候，1 点至 3 点是肝经当令的时候，肝和胆都主疏泄。

佳睿 疏泄是否就是排毒？

许少雄 排毒是西方营养学的一个概念。疏泄有排毒的意思，不过，这排的毒不光是身体的物质层面的毒素，还包括精神垃圾。

佳睿 精神垃圾？很少听到这种说法呀。

　　许少雄　人是环境的产物，人的情绪很容易受到外界的影响，人有七情：喜、怒、忧、思、悲、恐、惊。这些情绪平复之后，一般不会造成人的生理问题，但如果一个人的心理不那么坚强，或者身体处在失衡的状态下，或者天天情绪大起大落，那么这些情绪过去之后，很容易在潜意识中留下一个印记，就像电脑在被用过之后会留下痕迹一样。我们把电脑的这些痕迹叫做电脑垃圾，同样，我们的内心里也存在着一大堆的精神垃圾需要及时清理，否则就会积聚成疾了。这就靠肝的疏泄作用来达成。胆是协助肝完成这件事的战友。肝的气是向上升的，喜欢条畅顺达，不喜欢被压抑，所以不良情绪必须疏泄出去。好在它自身有疏泄的功能，可以自我排解。中医里面有句话："胆附于肝，相为表里；肝气虽强，非胆不断；肝胆相济，勇敢乃成。"

　　佳睿　有个成语叫"肝胆相照"，表达的应该是同一个意思。

　　许少雄　对，所以为了让肝胆的工作有序进行，卓有成效，一定要按时睡觉。所以你看，熬夜的后果有多么可怕。

　　佳睿　早睡和晚睡又该是几点呢？

　　许少雄　10点之前睡觉，甚至八九点睡觉，可以称为早睡，而10点到11点之间睡觉就是晚睡了。

　　佳睿　早起晚起又是什么概念？

　　许少雄　一般来说，早晨五点之前起床叫早起，五点至七点之间起床是正常起床，而超过七点就是晚起了。

　　佳睿　这个早起大家恐怕也不容易做到。

　　许少雄　其实，我们正在做的事情，大部分都是一种习惯，有句充满哲理的话：习惯不是造就你，就是毁掉你。这句话放在养生中也适用。

佳睿 确实，正是一系列不良的习惯，才让我们的健康受到严重的威胁。

许少雄 很多年前读过一篇文章，写得真好，记得其中的几句："我是你不变的伙伴。我是你最好的帮手，也是你最沉重的负担。我能推动你向前，也能将你拖向失败。我完全听从你的支配。我做事情可以半途而废，你也可以完全交付给我，我能既快又好的完成他们。我易于管理，但是你必须牢牢地控制我。准确地告诉我你希望某件事如何去做，在获得一些经验教训之后，我会自动去完成。我是所有伟大人物的仆人，不幸，也是所有失败者的仆人。那些人之所以伟大，是我使他们伟大。那些人之所以失败，也是我使他们失败。我不是机器，尽管我工作起来有着机器所有的精确性兼具人类的智能。你可以支配我获得益处，也可以操纵我身败名裂，这对我而言没有什么不同。接受我，训练我，牢牢的掌控我，我将把世界放在你的脚下。放任我自行其是，我将毁掉你。"

佳睿 散文诗啊，把"习惯"描写得如此诗情画意，太有才了！

许少雄 经常读读这些美文，也能让肝气舒畅条达。我在给顾客做咨询的时候，会开一些很特别的"处方"，比如读一本很适合他的书，或者一篇散文。当一个人的心结打开了，而打开这个心结的方法又是他自己"发现"的，自己"找到"的，并不是我"告诉"他的，他会有更多的一些思考，更多的一些感悟，这时候，他的健康状况会恢复得更好。

佳睿 你这真的是用心良苦啊。我觉得，你做健康咨询，应该是到了信手拈来的程度了吧？

许少雄 还在不断学习、实践的过程中。由于生活形态的不断变化，而且这种变化的速度还越来越快，所以新的健康问题层出不穷，学习和探索就永无止境了。

佳睿 营养师这个行业涉及的范围看来是非常广的，这段时间的接触和对话，都快让我产生要改行的冲动了。

许少雄 我觉得，倒不一定要改行，但每个人至少懂一点基本的健康知识。每个家庭，都能拥有一个家庭营养师，这是我的一个小小的心愿。

佳睿 你的这个心愿，都快赶上菩萨的普度众生的心愿了。

许少雄 因为众生还没有被普度，所以还得不断努力。说回我们的话题。前面说了一年四季的作息，接下来聊聊运动。现在很多人要么不运动，要么过度运动。在古代，人们因为劳动生产的关系，必须每天劳作，日出而作，日落而息，面朝黄土背朝天，那时候不存在"特别需要运动"这一说，而现在，真正的体力劳动已经很少了，所以，气滞血瘀的问题日益严重，我们需要特别配合一些适合自己的运动，来弥补日常的不足。

佳睿 大部分人可能觉得只要运动了，不管什么运动都行，最好是自己能够喜欢的，更好的是能够上瘾的运动。

许少雄 这是大多数人的理解，是一种随心所欲的表现。科学的运动仍然要遵循"春夏养阳，秋冬养阴"的原则。

佳睿　这要怎么来做呢？

许少雄　春天阳气升发，但是初春的时候冬寒还在，阳气还处在萌芽阶段，这时候只能"披发缓形，广步于庭"。

佳睿　这句话的意思是？

许少雄　古代的人，男孩子到了十五岁就到了束发的年龄，要把头发束起来的，女孩子到了十五岁也要把头发盘起来，叫"及笄"，可以定亲婚配了。头发束起来，盘起来，在大冬天里确实有保暖和固护阳气的作用，而春天来了，我们应该开始解除对身体的束缚，早晨起来，把头发散开来，同时把冬天里穿着的紧身内衣松开来，这就是"披发缓形"。"广步于庭"的意思是，阳气还没有大量升起，还不适合大的运动量，只能在庭院里大踏步地走走。到了夏天，阳气大盛，这时候做户外运动要"无厌于日"，要"使气得泄"。

佳睿　"无厌于日"好理解，就是不怕晒太阳。这个男生容易做到，女生却不太可能，因为大家都怕晒多了太阳容易长斑。

许少雄　其实，了解一下长斑的原因，你就会知道，越不晒太阳，越容易长斑。

佳睿　这好像有悖于常理啊。

许少雄　长斑是一种瘀血的表现，而瘀血大部分都跟寒和郁有关。中医的十九病机中有"寒主收引"，寒能让胃肠道收缩，能让经络收缩，能让血脉收缩，一收缩，可不是就容易产生瘀堵了？郁也会导致气滞血瘀，当然，很少运动，经脉运行不畅，也是瘀堵的一大原因。

体内气滞血瘀了，外在的表现就是长斑。太阳的阳气热力是最好的驱寒升阳的动力，晒多了太阳光，只能使皮肤整体变黑一点，而长斑是局部的，不均匀的，这说明身体内在有问题，如果只是局部用些美白的东西消斑，你会发现消了还长，没完没了。根本的办法就是提升阳气，散去体内寒气，促进血液循环，这就是中医所说的"治本"了。

佳睿　是这个理。常坐办公室的朋友们，要争取多晒太阳啊！那"使气得泄"怎么讲？不是说"气"是人体内的能量和动力，"使气得泄"，会不会把体内的元气给泄掉呢？

许少雄　这里说的气是指郁闭在身体里面的阳气，不是指元气。泄也不是指泄掉，而是指舒发，夏天体内的阳气隆盛，而外面的环境又酷暑难耐，如果阳气不能舒发，身体就会像一个焖烧锅一样，或者说像一个被堵住了安全阀门的高压锅一样，当阀值达到一定的程度的时候，就会爆炸。所以必须舒发到体表来，让汗淋漓尽致地流出来。

佳睿　原来是这个意思，明白了。

许少雄　所以夏天就必须要多晒太阳，多运动，这样才不会导致体内郁热无处宣泄而生病。当秋天来临的时候，我们要"收敛神气，使秋气平"，这时候就不能再做那么大量的运动了，开始要减缓，不要和秋天的肃杀之气对抗，让体内的阳气跟着秋气一起收敛。而到了冬天，"水冰地坼，无扰乎阳，无泄皮肤"，阳气完全闭藏，不能再扰动了，只能做轻微的运动，不能使皮肤毛孔开泄，不能再流汗了。

佳睿　看来，"夏练三伏，冬练三九"的说法也未必是正确的啊。

许少雄　这是一种励志的说法，对于体育专业的人来说，因为必须要出成绩，要出大成绩，训练是不能间断的，他们必须要吃大苦，耐大劳，所以要这样的练法，但这并不是指的养生运动。我们在激励读书人的时候，不是也说要"头悬梁，锥刺股"吗？是一样的道理，这更多的是一种精神，而不一定是一种适合所有人的做法或者是唯一正确的做法。

佳睿 总结一下，春夏的时候逐步增加运动量，让身体内的阳气顺应自然地升发起来，让郁闭在体内的阳气舒发出来，这就是养阳、扶阳、助阳，而到了秋冬季，大自然的阳气收敛闭藏，我们要减少运动量，让身体的阳气收藏起来，让身体的脏腑器官得到休整，这就是养阴了。

许少雄 这个总结非常到位。我们还可以通过饮食来帮助调整，从而达到春夏养阳，秋冬养阴的结果。

佳睿 饮食是我们这一档节目的重头戏啊！

许少雄 春夏养阳，就是说我们的食物里面要有更多一点的助阳气升发的东西，比如枸杞叶、豇豆、韭菜、刀豆、羊肉、狗肉、鸽蛋、雀肉、鳝鱼、虾、淡菜等，而其他食物作为辅助。助阳的食物当然不止这些，现在厦门盛行吃枸杞叶，不光大餐馆里面有，连街边小吃都有。大餐馆里面的枸杞叶常见的做法是素炒或者上汤，而街边的小吃就比较多样了。

佳睿 我在街边吃过，是做成汤的，可以根据自己的喜好添加各种肉类食材。

许少雄 是的，一般有猪肝、猪心、猪腰、脆肉、肉丸、肉羹、鱿鱼、猪肝沿、鸡心等可以选择。一碗枸杞叶汤，再配一碗咸饭或者葱油拌面线，就是绝好的美食啊！

佳睿 养生就在我们的日常生活里面，只要有这个意识，随时随地都可以养生，左右逢源。

许少雄 豇豆在闽南地区是很常见的蔬菜，就是那种细细长长的豆子，也有人将其称为豆角或角豆。豇豆能助阳，同时能健脾和胃，清利小便。

佳睿 我们一般都是炒来吃的。

许少雄 对，大部分家庭的做法都是拍些大蒜炒豇豆。如果要换口味，也可以把豇豆切段，或者切斜条，炒牛肉片，炒鸡软骨，或者做成湘菜系的香辣豆角。

佳睿 辣椒也能提升阳气，同时能祛湿，开胃，和豇豆一起炒应该非常不错的。

许少雄 很多餐馆里面都有这道菜，但餐馆大都不考虑季节，所以秋冬天的菜谱里仍然有这道菜，这就不合适了。你吃过乌鸡芡实莲子汤吗？

佳睿 只吃过乌鸡炖四物，乌鸡炖党参红枣枸杞子，真没吃过炖莲子芡实的，这主要是起什么作用呢？

许少雄 乌鸡本身滋补肝肾脾胃，止带固精，还能清除虚热，莲子补虚安神，健脾润肺，芡实补脾祛湿。将它们一起炖，就能提升脾阳之气，同时又不会让身体的阳气出现过度的亢奋。

佳睿 具体怎么炖呢？

许少雄 我们说的都是最简单的，一般的人，就算从来没下过厨的，一学也会，这样才能让更多的人受益。先取出芡实 20 克，芡实比较不容易煮烂，可以先用水泡半天。乌鸡半只，切成小块，用水焯一下。莲子 20 克，必须是去芯的。然后将它们一起放入炖锅中，加点姜片，葱段，放点黄酒，大火烧开后改小火慢炖，到乌鸡烂熟，加点盐就可以吃了。

佳睿 确实是简单。不过，新手下盐的时候悠着点，别咸到没法吃，浪费了一锅好汤。

许少雄 下面这道菜同样备受欢迎，听菜名就觉得要食指大动了，叫双龙炒凤片。所谓的双龙用的是斑节虾和海参，而凤就是鸡了。鸡脯肉 150 克，切成片状，加点料酒、蛋清、生粉先腌制一下；斑节虾 150 克，去壳留尾巴，水发海参也切成片；水发香菇、胡萝卜少量，也切成片状，芫荽切小段。先将胡萝卜和香菇焯水后，入锅中炒熟，倒出来，重新洗锅，重新下油，把鸡脯肉、海参、虾肉一起炒熟，再把香菇、胡萝卜放进锅里一起翻炒一下，加一点芡汁，放盐调味，然后装盘，再用芫荽点缀一下，就可以上桌了。酒楼的做法是将鸡肉、虾肉、海参过油微炸，然后用高汤烧入味，这个比较复杂，在家里做，尽量简单，而且过油之后，我们平白无故地又多吃进去多少油啊！（第292 页）

佳睿 我喜欢比较清淡的做法，对于食用油，我们现在已经到了滥用的地步了。我记得中国营养学会对于每天每个人的用油量有个规定：不超过 25 克。可是，实际情况远远不止于此。过量的油一方面加重肠胃肝胆的负担，一方面很容易导致高血脂、脂肪肝。

许少雄　下面我们讲点养阴滋阴的食物吧。秋冬天阳气回收固藏，正是滋阴养阴的时节，滋阴养阴的食物也非常之多，比如白木耳、黑木耳、大白菜、白萝卜、莲藕、梨、葡萄、甘蔗、鸡蛋黄、鸭肉、甲鱼、乌贼、猪皮、瘦肉等。有一道老鸭煲估计你会喜欢。

佳睿　怎么做呢？

许少雄　用玄参、党参来煲。一般的母番鸭1只，不要太大，3斤左右，一半就够了，加入玄参、党参各15克，熟地黄12克，再加点鲜山药、胡萝卜、姜片，放点黄酒，加适量的水，放在砂锅中，一起煲到鸭肉烂熟，加盐调味就可以了。这汤的滋阴效果非常的好。

佳睿　好像在什么地方吃过，不过，加的东西有所不同，味道肯定是好的。

许少雄　玄参滋阴降火，解毒散结；党参益气养血，补益脾肺；山药滋补虚赢，健脾润肺；鸭肉补中养胃，滋阴利水；熟地滋阴补血，益精填髓，合在一起能起到滋阴养血的目的。

佳睿　你做过瘦肉炒黑木耳吗？这个滋阴应该也不错。

许少雄　做过，这道菜小时候就吃。先把瘦肉切薄片，加点醋、酱油、姜汁，我还喜欢加点固本酒调味，再放点地瓜粉抓一抓。

佳睿　固本酒好像不太容易买到了，那个酒味很香。

许少雄　是啊，不知道为什么，现在一般的超市都找不到了，但有些小店还有，上次请朋友帮我弄了一箱来，这回有得用了。炒荤素搭配的菜我都会分两次炒。先把荤菜炒熟，打出来，重新刷锅，再炒其他的素菜，然后混合。这道菜也一样，先把肉片炒好打出来，再炒黑木耳，如果再放一点菠菜，颜色更艳，而且滋阴养血的效果更好，因为菠菜能生津润燥，清肝明目，养血止血。

佳睿 家庭小炒，妙手生花。一般人只管吃，并没有太多地考究有什么功效，而我们除了要吃，还要吃得明明白白。

许少雄 甲鱼也是滋阴的好食材。

佳睿 甲鱼的做法就多了。

许少雄 我们推荐两种吧，一个是西洋参煲甲鱼，一个是十全大补汤炖甲鱼。

佳睿 这两种做法应该都很简单，麻烦的是甲鱼的宰杀不容易，一般人都没这经验。

许少雄 有两种解决方案，一个是请卖甲鱼的人帮忙宰杀，一个是自己学会，什么时候想吃都行，搞不好到山沟里玩的时候不小心抓到一头，也能轻松搞定。

佳睿 哈哈，看样子你能够搞定甲鱼。我看到甲鱼的头一伸一缩的，心里就发憷，可别没吃到甲鱼，先被它咬一口，听老人说，被甲鱼咬到了，要等响雷了才松口。

许少雄 这是传说，真不小心被咬到了，拿个竹签往甲鱼的鼻孔里一捅，马上就松口了。杀甲鱼的关键是得让它肚子里的一泡尿撒出来，否则杀的时候不小心把它肚子里面的一些肠管给弄破了，这甲鱼就没法吃了。所以宰杀之前把甲鱼放在一个容器里，烧一壶开水，朝着甲鱼烫下去，甲鱼被吓一跳，那尿就撒出来了。用热水烫，还有其他的作用，比如甲鱼一下子被汤死了，就不咬人了，而且甲鱼外面那层脏东西也容易洗干净。然后拿一把剪刀，从头的旁边开始，沿着甲一路剪开，只留脖子下面一点点不要剪断，然后把内脏全部掏出来，洗洗干净就可以放在炖罐里烹调了。如果用西洋参煲甲鱼，可以在锅底放几粒大蒜，放上甲鱼，然后把西洋参片放到甲鱼的边上，再放几粒红枣，加适量的水，大火烧开，改小火慢慢地煲，一直到汤快干的时候加点盐，最后收汤就可以吃了。

佳睿　如果用十全大补来炖甲鱼是不是更简单？把那些药材用纱布袋包起来，和甲鱼一起放锅里炖熟就行了？

许少雄　正是这样，当然，最后还得加盐调味。

佳睿　有一句话，叫"健康掌握在自己手中"，现在我相信了。

许少雄　就是得用点心，学点基本知识。

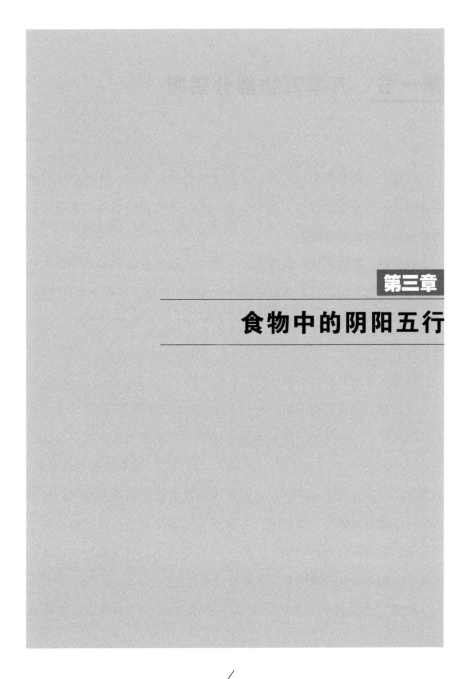

第三章

食物中的阴阳五行

第一节 万事万物都分阴阳

佳睿 一说到阴阳五行学说，不太熟悉传统文化、传统哲学思想的现代人，往往会觉得玄之又玄，我们能不能用通俗的话，来跟大家聊聊阴阳五行的基本概念？

许少雄 既然要讲中医营养学，这个问题是无法回避的。其实我们前面已经多多少少谈到了阴阳五行的内容，只是还没有专门讨论过。在讨论这个话题之前，我想讲一个儒家学说中非常重要的词语："格物致知"。

佳睿 格物致知，也是一个非常难以理解的词语。

许少雄 和这个相关的，是"修身齐家治国平天下"，这句话大家都耳熟能详吧？但这句话的前面还有一句：格物致知诚意正心，合起来八个字，"格、致、诚、正、修、齐、治、平"。没有前面的四个字，后面的四个字就是空谈了。现在很多人还没有做足前面的功夫，就想去创业，就想去领导一个公司，甚至想去治国平天下，成功的可能性有多大？而出现问题的时候，又没有深刻反省自身的问题所在，喜欢归咎于外部环境，外界因素，或者反过来自我纠结，难以自拔。

佳睿 当局者迷，多数人到头来都很难明白问题到底出在什么地方。

许少雄 "格物"确实是不容易理解的一个词，历朝历代，解释也都不一样。有人认为，格物，就是格去物欲，获致良知一分；有人认为，格是"穷究"的意思，格物致知，就是探究事物的道理，以纠正人的行为偏差；明代的大思想家王阳明认为，格物就是正己意，致知就是致良知，这是内省的功夫。

佳睿 大家都有一定的道理啊。

许少雄 是的，从各个侧面来理解，都有道理。"格"，还有框架的意思，格物，就是把事物放在特定的框架里面来进行分析研究，这样，才能得出真知，我觉得这种说法也很有道理。我们要了解阴阳五行，就要把这个问题放在传统哲学，放在中医学的范畴中来探讨，如果站在这个框架的门外，是很难真正地了解这个学说的。

佳睿 所以我们要先走进门来，不要在门口观望，也不要管中窥豹，否则半斑都看不清楚。

许少雄 最重要的是，我们还不了解之前先别给这个学说套一个"玄学""不科学"的帽子。自从盘古开天地，一斧子劈下去，轻清的上升为天，重浊的下降为地，就有了天地，这是神话传说。事实上，阴阳二气交替变化，产生了宇宙，产生了我们的世界。地球上的阴阳二气的更替是平衡的、稳定的；阴阳二气的运动是不亢不烈的。地球经过38亿年的氤氲演化，才化育了万紫千红的生命世界。我听说，根据测算，再过20亿年，太阳会发生重大的变化，地球上的阴阳二气可能就不平衡不稳定了，到时候地球的生命可能就会消亡。

佳睿 真的会有世界的末日吗？

许少雄 刚才说了，科学家经过测算，至少要再过 20 亿年，反正我们都看不见了，不用担心。现在，我们先用最简单明了的事物来说明阴阳吧。白天属阳，夜晚属阴，这个容易明白吧？

佳睿 白天温热，夜晚阴冷，这个容易理解。

许少雄 所以，热也属阳，寒属阴；向阳的一面属阳，背阳的一面属阴；外表属阳，内里就属阴；奇数属阳，偶数属阴。

佳睿 明白了，天一定是属阳的，而地属阴；太阳属阳，月亮属阴，对吗？

许少雄 完全正确。气属阳，血属阴；腑属阳，脏属阴；动属阳，静属阴；开属阳，合属阴；轻清的属阳，重浊的属阴。继续分下去，你会发现万事万物都能分出阴阳来。

佳睿 能不能归纳一下？

许少雄 可以，归纳以后更加容易理解了。凡是一切具有活动的、兴奋的、明显的、在外的、向上的、前进的、无形的、热的、光亮的、刚强的、积极的，具有这样特性的事物，都属于阳的范畴。反过来，凡是一切具有沉静的、抑制的、隐晦的、在内的、向下的、后退的、有形的、冷的、黑暗的、柔弱的、消极的，具有这样特性的事物，都属于阴的范畴。

佳睿 看起来阴阳还挺简单的。

许少雄 再往下讲就开始有点不简单了。《黄帝内经·素问·阴阳应象大论》说："黄帝曰：阴阳者，天地之道也，万物之纲纪，变化之父母，生杀之本始，神明之府也，治病必求于本。故积阳为天，积阴为地。阴静阳躁，阳生阴长，阳杀阴藏。阳化气，阴成形。"这句话的意思是，阴阳是宇宙产生、发展、变化过程的起源、本质、规律，这就是"道"；阴阳是万物发展变化的法度、要领、根源；阴阳是万物生长、消亡的根本所在；对人而言，阴阳又是所有精神活动得以呈现的基础。阴阳失调了，必然产生疾病，所以治病必须找到根本点。在八纲辨证中，首先要辨阴阳，是阴病，还是阳病；在六经辨证中，同样要辨太阳病、阳明病、少阳病，还是太阴病、少阴病、厥阴病，这样才能真正找到问题的根源所在。就是营血卫气辨证、脏腑辨证、经络辨证，也同样离不开阴阳。

佳睿 大家都说，西医治标，中医治本，应该就是这个意思了。

许少雄 标和本是相对的，中医也认为，对于疾病，应该标本兼治，急则治标，缓则治本。中医营养学，对于慢性疾病、亚健康状态，直接从问题的本质入手，而且多数是运用食物或药食同源的中药，是最好的"治本"的做法了。

佳睿 前面那段话的后面还有一小段："故积阳为天，积阴为地。阴静阳躁，阳生阴长，阳杀阴藏。阳化气，阴成形。"你还没有解释这句话。

许少雄 阳气汇聚上升成为了天，阴气凝聚下降成为了地。阴的特点是沉静，所以我们没有看到喧嚣的大地；阳的特点是动，所以我们经常看到各种气象，风起云涌，雷鸣电闪。幡本无动，动的是风，是心。阴本是静的，动的是阳。倒是"阳生阴长，阳杀阴藏"要认真理解一下。在很多人的概念里面，阴和阳是对立统一的两面，就应该是此消彼长的，可这句话好像违反了这种规律。

佳睿 我也觉得难以理解，阳升就应该阴降，阴升就应该阳降才对啊？

许少雄 我们先来看一个现象。早上起来，阳气上升，气温也在上升，这时候就像春天一般；到了中午，阳气最旺盛，气温也最高，就像到了夏天；到了下午，到了傍晚，阳气回收，天开始凉下来，气温下降，就像到了秋天，而在半夜，应该是一天中最冷的时候，就好像是到了冬天。这是一天里面的温度变化。前面我们说了，大地属阴，太阳属阳，这一天当中，真正变化是的什么？地球发生变化了吗？

佳睿 没有，地球还是那个地球。

许少雄 对，真正变化的是太阳的热力，是阳的变化，阴没有变化。可是表面上看起来好像阳升了，阴降了，阳降了，阴升了，其实，这些都是相对的。如果阴变了，那我们的唯一能居住的地球就危险了。就好像我们的身体，阳虚了，可能是功能性的问题，而如果是阴虚了，可能就是器质性的问题了。阳为用，阴为体，这个我们后面再来谈。"阳生阴长，阳杀阴藏"也有不同的解释，有个说法，阳主萌动，阴主成长，阳主杀伐，阴主收藏。这个说法有点太表面了，从字义上去解释。

佳睿 那你的看法呢？

许少雄 你看，春天来了，阳气开始徐徐升发，而属阴的事物非但没有降，反而也跟着长了，比如小草从地面上探了出来，看似干枯的树枝开始发芽了，蛰伏了一个冬天的小虫、小动物也开始活动了起来，大地开始重新有了生机；到了夏天，阳气最旺盛，树木也长得最繁茂，整个大地生意盎然，这就是阳生阴长。而到了秋天，阳气开始收敛，树叶儿开始变黄，起一阵风，吹落一地枯黄；到了冬天，阳气闭藏，所有的生机消失伏匿，这就是阳杀阴藏。

佳睿 我们体内的阳气也跟着大自然一起，春生夏长秋收冬藏，阴阳交替变化着，完全的天人合一。

许少雄 是这样的，如果我们明白了阴阳的道理，变化的规律，我们就可以按这种规律来调整我们的饮食作息，以适应四季的变化，就能很好地养生。这就是《黄帝内经》所说的"法于阴阳，和于术数"，就有可能"度百岁而动作不衰"。

佳睿 讲到这里，突然发现，阴阳不再那么虚无缥缈了，不再那么抽象了，而是有了充实的内容和实在的表现形式了，好像有血有肉了。

许少雄 《黄帝内经·素问·阴阳应象大论》中还有一句话："阴在内，阳之守也；阳在外，阴之使也。"意思是指阴阳相互依存，互为根源的道理。阴代表物质，阳代表功能，物质居于体内，所以说"阴在内"，功能表现于外，所以说"阳在外"。在外的功能是在内的物质运动的表现，所以说阳为阴之使，是阴的使者；在内的是产生机能活动的物质基础，所以说阴为阳之守，是阳的守护者。阴阳的一方离开了另一方，就不能存在了。所以说："孤阳则不生，孤阴则不长。""阴阳离决，精气乃绝。"

佳睿 阴阳相互依存，它们之间是否还存在相互制约的问题？这应该是辩证法的问题吧？

许少雄 这绝对是个好问题，下面我们就来谈谈阴阳平衡，以及阴阳不平衡时会出现的问题吧。阴阳平衡就是阴阳双方的消长转化保持协调，既不过头也不偏弱，基本上呈现着一种协调的状态，就像阴阳鱼所表现的形态一样，在自然环境中，阴阳平衡意味着风调雨顺，在人体，阴阳平衡体现着生命活力的根本，这也反映了身体的五脏六腑和平共处，身体的寒热适中、平衡，同时，身体的气血充盈、通畅、平衡。处在这样的状态下，我们就说，这人身体健康。

佳睿 我看到过一本书上说，身体健康必须有两个重要条件：第一，身体各个组织器官能够正常地，而且协调地工作，因此能维持人体内在的动态平衡；第二，人体的主观感觉方面，没有任何不舒服或者痛苦。这个标准直接否认了亚健康的说法，因为亚健康只是体检指标没有异常，但人是不舒服的。

许少雄 对，其实亚健康就是一种病态，只是，大部分在功能部分，还没有到"伤阴"的地步，所以查不出指标的异常，但已经失调了，病了，得进行调理了。很多时候"亚健康"也是阴阳不和导致的结果。如果大自然阴阳不和了，就会出现各种自然灾害，比如山洪暴发、海啸、泥石流、地震、瘟疫等等。

佳睿 原来还以为这些自然灾害是自然科学探索的范畴，其实也纳入在阴阳学说的体系里面啊。

许少雄 我们说的万事万物，当然包括各种自然现象，自然灾害。人体的阴阳不平衡，出现的状况是多种多样的，犯困，打哈欠，乏力，容易疲劳，手脚冰冷，懒得动，不爱搭理人，多吃点水果、生冷食物就拉肚子，你身边一定有不少这样的人吧？这些常见的症状，说明这是阳不足了，阳虚了的表现。容易紧张，经常动怒发脾气，一点小事就激动不已，焦虑不安，老是坐不住，注意力不集中，很难入睡，而且多梦，吃点辣菜、油炸食物就上火，这是阴弱了，阴虚了的表现。

佳睿 这还是比较容易分辨的。

许少雄 阴阳失衡有程度上的差别，由轻到重排列的话，分别是：①阳偏盛，阴偏盛；②阳偏虚衰，阴偏虚衰；③阳盛格阴，阴盛格阳；④阳盛耗阴，阴盛损阳；⑤阳损及阴，阴损及阳；⑥最严重的程度：亡阳，亡阴。到了这份上，神仙也没办法了。

佳睿 这听着挺吓人的，所以，最好的办法是察觉到有轻度的阴阳失调了，赶紧调整，别等到亡阳、亡阴的时候。

许少雄 我们先说轻度的偏盛问题吧。阳偏盛，是指疾病产生的过程中，阳热邪气偏盛为主，导致身体表现出来的一类阳气偏盛、机能亢奋、代谢活动亢进、机体反应性增强、热量过剩等一种或者一组病理状态。注意，这时候身体的正气还没有虚衰。

佳睿 我看到过大冬天还只穿着一件单衣的人，在瑟瑟寒风中像傲雪的梅花一样，这应该就是阳偏盛的表现吧。

许少雄 这是一种表现，同时，如果你注意观察一下他的日常生活，你会发现他的食欲特好，反应也比常人更敏捷。

佳睿 这不是很好吗？

许少雄 只是，他说话可能比较冲，容易发脾气。我们讲过，如果一块木头，用大火来烧，会很快烧光的，一个人如果总是阳亢，这个人的寿命是不是很容易结束？如果是这样，你还会觉得这是个好现象吗？

佳睿　这就很不好了。

许少雄　陆游的那句诗写得好："瓶花力尽无风堕，炉火灰深到晓温。"这个问题的原因，大多是由于感受了外界的温热病邪，或者感受了其他病邪，没有及时化解，郁久化热；或者体内湿邪、燥邪、热邪滋生郁滞，从阳而化热；或者自身机能病理性亢奋而化热；或恣意过食辛辣、肥甘，还有一种可能，就是过用、误用温补壮阳之品而化热等所致。

佳睿　真的是一种病态，以后就不需要羡慕忌妒恨了。后面这种原因，就是通常所说的，吃得太重口味了，大补过头了，很多人都曾经误入过这个歧途。不能再乱吃了，这时候应该吃点滋阴的食物来平衡一下了吧？

许少雄　对。滋阴的食物我们前面已经讲过不少了。关于阴偏盛，是指疾病发生的过程中，因为阴寒之邪侵犯并附着在机体，所表现出来的一类阴气偏盛、机能障碍或减退、热量不足的症状；或者水湿、痰饮、瘀血等病理产物蓄积而成的病理状态，需要注意的是，这时候身体的正气同样还没有虚衰。这个问题大多由外感阴寒之邪，或者因过度食用生冷食物、寒滞中阳等所导致。

佳睿　和阳偏盛的情况正好相反。看来平时也不能多吃生鱼片、象皮蚌、拍黄瓜之类的生冷食物。

许少雄 适量吃一点问题不大，就是不能贪吃，不能放开肚皮吃。如果不小心吃多了，记得喝点红糖姜茶，或者喝点紫苏水。

佳睿 还是少吃为妙。

许少雄 阳偏虚衰，简单地说就是阳虚。阳虚的程度比"阴偏盛"要重一些。指的是机体阳气已经虚损，身体的机能开始衰退，机体的反应能力低下，代谢活动减退，热量生成不足。

佳睿 这种情况本来是年纪偏大的人才会出现的，现在好像很多年纪轻轻就已经是这样了。难怪黄帝会不解地问："时世异耶？人将失之耶？"

许少雄 这种情况一方面可能由于先天的禀赋不足，但更多的是由于后天失养；还有就是遭遇阴寒邪气，没有适时疏解，导致阴寒邪气大盛而伤阳；或者误用、过多使用寒凉之品伤阳等情况所致。

佳睿 现代的人常待在空调环境，常喝冰饮料，到了自助餐厅就直奔生冷海鲜区，狂饮啤酒，穿着暴露，这些应该都是导致阳虚的原因吧？

许少雄 这都是很重要的原因。还有一点补充，就是现在的人熬夜成为普遍现象，睡眠不足，自然虚火上炎，这时候的处理办法往往是大量地喝凉茶，一时痛快，却留下了祸根。

佳睿 现在各种凉茶大行其道，大大迎合了一般大众的心理：熬夜没关系，只要我手头有凉茶。就像现在很多人平时不保养，总寄希望于有人会发明某种灵丹妙药，或者遍地都是名医，等到病了，找个名医一看，把这灵丹妙药一吃，一切都能恢复正常。太天真了，这种灵丹妙药从来没有出现过。

许少雄 我看到过一个故事，有个酷爱武术、豪气干云的人，突然有一天发现，如果会武术，同时还会医术，就完美了，万一哪天跟人打架打残了，自己能把自己治好，然后再接着打。再打残，再治好，何等的快意人生啊！

佳睿 哈哈，不过，这种心态和前面说的一般大众的心态可完全不同啊。

许少雄 说远了。阳虚了，那么，推动、激发、兴奋的作用减退，抑制之势增强。阳虚则气化失司，蒸腾无力，以致水谷不化，水湿泛滥，或湿浊内生。总之，阳气虚衰，其病理表现多为一系列虚寒性特征。

佳睿 气化失司，蒸腾无力，这怎么理解呢？

许少雄 我们经常说，天人合一，人体自有小宇宙，我们身体的内在环境，就像外面的大自然一样。先看看外面的大自然，太阳出来了，地上的水会在太阳的热力的作用下，变成水蒸气，这就是气化。然后水蒸汽会在热力的作用下向上蒸发，到了高空，会凝固变成云，这就是"地气上升为云"。高空的云，遇到了冷空气，就会变成雨点落回地面，于是就下起了雨，这就是"天气下降为雨"。

佳睿 这是大家日常所见的自然现象。

许少雄 而我们身上也有这种现象。我们每天要喝水喝汤喝饮料，吃饭吃菜吃水果，这些食物都包含着水。水进了身体，靠脾的运化作用，一部分被转化成身体的津液，也就是我们的体液，并且被输布到全身运转流动，所以我们会有口水，血液，汗液，眼泪，这些就叫津；骨髓其实也是液态的，只是比较浓稠，所以叫液。这些津液运转一周后，一部分带着脏东西的液体会汇聚到膀胱，储存，就变成了尿液，这好像是身体里面的废水，而膀胱就好像一个废水处理厂，把水进行净化，干净的一部分回收，真正的废物则排泄。回收的这部分怎么回收呢？就是在肾阳提供的原始动力的作用下，膀胱产生了气化作用，把这部分水液变成蒸汽，向上蒸腾，这个水是寒凉的，向上蒸腾到心的位置，正好可以冷却心火。这就是"肾水上承冷却心火"。水蒸气再上升到肺的位置，因为肺有肃降作用，就好像碰到了冷空气一样，又会下降为雨了，这个"雨"，是带着心的火气的，所以下降到肾、膀胱的位置，又可以温暖下面的寒凉，这就是"心火下降温暖肾水"。你看，是不是和大自然的运作情形非常相似？

佳睿 鬼斧神工，让人叹为观止啊！

许少雄 如果肾的阳气虚了，膀胱的气化能力是不是弱了，心阳虚了，肺的肃降能力弱了，雨下不来了，是不是这个过程就弱了，这就是气化失司，蒸腾无力，而且还肃降不了。如果是脾胃阳虚了呢？那就会出现水谷不化，水湿泛滥，或湿浊内生。

佳睿 我自己经常感觉湿气很重，很多朋友也经常这样说，三天两头都在喝祛湿汤，一会儿玉米须水，一会儿红豆薏仁汤，可是湿气照样重。大家都搞不清楚这湿气到底从哪来的，现在明白了，原来是脾胃的阳气虚了，运化不了水湿造成的。这是要健脾补胃，而不是乱喝祛湿汤啊。

许少雄　是的，健脾能燥湿，中医师就经常用白术、苍术、茯苓、薏仁这一类的中药来达到这样的目的。上面说到了湿气的泛滥，还有一个东西不知道你注意到了没有？

佳睿　你指的是？

许少雄　浊。我们经常会讲湿浊，把湿和浊混为一谈，其实这是不同的两个概念。浊是一种脏、臭之气，比湿更缠绵，而且会自行聚集在一起。传说如果身上有浊气，做梦经常会梦见踩到大便，可见是很污秽的。一般的化湿药还拿它没有办法。

佳睿　那怎么办呢？

许少雄　还是有办法的，蚕沙就是一个去湿浊的好东西。而且用起来很简单，只需要冲开水，稍闷一会儿就可以喝了。

佳睿　你说的是蚕宝宝的大便？

许少雄　这个叫法有点太难听了，有心理障碍的人肯定不敢喝。我经常告诉别人，这是蚕宝宝加工的产品，完全天然无污染。

佳睿　何以见得无污染？

许少雄　你想想，蚕宝宝多娇嫩，你在桑叶上喷点农药试试，一吃马上就不行了，那还能产得出蚕沙来吗？

佳睿　这么一分析，确实有道理。

许少雄　当然，能治"浊"化"浊"的东西还有很多，以后有机会再结合具体的问题来讲。阴偏虚衰，就是通常我们所说的"阴虚"，指机体阴液虚亏，因而阴不制阳，导致阳相对亢盛，机能假性亢奋、虚热内生的病理状态，还有可能是伤到脏器本身了。这大多由于阳热之邪耗伤阴液，或五志过极化火而伤阴，或久病耗损阴液等所致。阴虚液亏，久则可致血虚精少。阴虚阳亢，则虚热、虚火内生。

佳睿 这里面的专业词语太多了，恐怕大家都很难理解。

许少雄 阴虚的第一个层面是阴液亏虚，阴液就是前面所说的津液，也叫阴精，这是脏腑本身用来和外界进行交换的物质，脏腑发挥阳的功能，同时，用阴液来限制、抑制阳的过度亢奋。如果阴液亏了，少了，就会减弱，甚至丧失牵制、制约阳的作用，导致机体阳的功能的相对亢奋，而阳的亢奋反过来又进一步耗伤阴液，产生恶性循环，甚至伤到脏腑的器质本身。出现这种情况，有可能是阳热邪造成的，也有可能是喜怒忧悲思五志，也就是说，是因为情绪没有得到平复而产生的内火引发的，还有一种可能是因为病程比较久，逐步损耗阴液而出现的。

佳睿 大家只需要明白事情的来龙去脉就够了，这些病机病因的问题，有兴趣继续往深里探讨的听众朋友可以找许老师私聊。

许少雄 这个没问题。讲了这么多关于阴阳的话题，其实我们只想让大家了解，阴阳是实实在在的东西，是看得见摸得着的，这个思想是可以被运用来调理身体，让我们能够做到"阴平阳秘，精神乃治"的健康状态。

佳睿 也就是说，我们的目标就是要达到"阴平阳秘，精神乃治"。

许少雄 这可是一种境界啊！

第二节　构成宇宙万物的五个基本元素

佳睿　前面我们讲了阴阳，现在我们该讲讲五行了吧？

许少雄　阴阳五行的话题本来就很大，我们只能浮光掠影地讲，没有办法做到系统，系统的东西留给教科书去完成吧。万事万物有阴阳的属性，也有五行的属性。五行，也就是我们经常说到的"木火土金水"。

佳睿　很多人都说成"金木水火土"，有区别吗？

许少雄　有很大的区别。木生火，火生土，土生金，金生水，水生木，这是个相生的顺序。而且，"木火土金水"，是木在前面，这个排序，是因为木对应着春天，而春为一年之始，我们常说"一年之计在于春"，就是这个道理。中国哲学崇尚和谐、共赢，提倡相互帮助、相互提携，所以这个相生的排序更符合中国人的哲学观。"金木水火土"的顺序却是金克木，水克火，是相克的排列，把金排在第一位，可能是现在的人更重视经济，更重视物质财富吧，有人直言不讳地说，这种排序是拜金主义。而且这个排序更符合西方哲学：竞争、竞赛、对峙、对抗。反映到医学中，面对细菌病毒的侵害，西医采用的方法是抗生素、抗病毒药，企图赶尽杀绝，而中医用的则是把外邪驱出体外而又不伤及正气，做法要温和得多了。五行的相克完整的"版本"

是"木克土，土克水、水克火、火克金、金克木"。

佳睿 所以如果去看中医，中医师跟你讲五行是"金木水火土"，你赶紧掉头就跑，那可能不是正宗的中医师，对吗？

许少雄 这话虽然是开玩笑，却有几分道理。还有一个问题，就是很多人会把五行和五材混为一谈。

佳睿 五材？很少听说呀。

许少雄 《左传·襄公二十七年》："天生五材，民并用之，废一不可。"这五材，就是木火土金水，这是有形之物，而我们说的五行，则指的是构成宇宙万物的五种气，是无形的。当然，有形的材有助于我们理解无形的气，这样能更形象一些吧！

佳睿 第一次接触这种概念。

许少雄 是啊，我刚开始接触的时候也被搞得晕乎乎的，现在慢慢就理解了。如果说阴阳理论讲的是辩证法的对立统一，那么，五行理论讲的就是整体和谐观。阴阳五行，是我们的祖先上观天文，下察地理，近取诸身，远取诸物，取象比类，得出来的智慧的结晶。

佳睿 我们经常说的"上知天文，下知地理，中知人事"，原来是这么来的，取象比类，又是什么意思呢？

许少雄 取象，就是选择形象的事物，比类，就是通过类比、象征的方式来了解其他未知事物，这是一种传统的思维方法，又称为"意象"思维方法。具体地说，就是在思维过程中以"象"为工具，以认识、领悟、模拟客体为目的的方法。取"象"是为了归类或比类，也就是说，根据被研究对象与已知对象在某些方面的相似或者相同，推导出在其他方面也有可能相似或类同。取象的范围并不是局限在具体事物的物象、事象上，而是在功能关系、动态属性相同的前提下，可以无限地类推、类比。

佳睿 现代的科学研究比较少用这种方法吧？

许少雄 应该是不太会用了，我们的思维有点被定式化了，不像古人那么活跃，很多人在怀疑，我们到底是进步了，还是退步了。社会分工的精细化，也是束缚人们思维的一大枷锁。好在现在很多人在搞跨界整合，这似乎对思维的拓展是有利的，但更多地停留在形式上。现在，我们先不管五材还是五行，一起来考察一下木火土金水怎样和健康产生联系。首先，五行和我们的五脏六腑是关联的。肝属木，心属火，脾属土，肺属金，肾属水。胆和肝相表里，所以胆也属木，不过，肝属阴木，而胆属阳木。

佳睿 因为脏属阴，而腑属阳，所以五脏之一的肝就属阴木，而六腑之一的胆就属阳木？

许少雄 对，就是这样来划分的。同理，小肠和心相表里，所以小肠也属火；胃和脾相表里，所以胃也属土；大肠和肺相表里，所以大肠也属金；膀胱与肾相表里，所以膀胱也属水。接着来，五行和五方相对应，东方属木，南方属火，中央属土，西方属金，北方属水。有个问题不知道你注意到了没有？

佳睿 你指的是什么问题？

许少雄 如果我们去看医生，一番望闻问切之后，医生会拿起笔来，开方，对吧？为什么是"开方"，而不是"开圆"？

佳睿 是啊，为什么呢？

许少雄 就是前面讲的，疾病与方位有关。居住的区域不同，经常发生的疾病不同。中医里面有三因原则，就是因时、因地、因人而异。因地就是要注意居住的区域、方位的差别。中医里面还有句话，叫"方以类聚"。

佳睿 方以类聚？不是说人以类聚，物以群分吗？

许少雄 意思差不多，就是性质相同的，或相似的事物会聚合在一起。

佳睿 用老百姓的话来说就是"鱼找鱼，虾找虾，乌龟找王八"。

许少雄 这是比较通俗的理解。我们刚才说了，五行和五方有关系，和五脏六腑有关系，五行还和春、夏、长夏、秋、冬有关系。

佳睿 这里面真正的关系在哪里呢？为什么这么规定呢？

许少雄 我们先来了解一下五行的特性吧。木的特性是有曲有直，但都是向上长的，所以但凡有生长、升发、条达舒畅的作用或事物，都归属于木，比如春天、东方、肝脏、绿色等；火的特性是炎上的，但凡有温热、升腾作用的事物，都归属于火，比如夏天、南方、心脏、红色等；土承载其他的四行，为万物之母，但凡有生化、承载、受纳作用的事物，皆归属于土，比如长夏、中央、脾脏、黄色等；金曰从革，什么是从革呢？从就是顺从，金属可以根据人的心意做成各种器皿，这是从，而革是变革的意思，金属经常被铸造成兵器，而一旦用兵，就是战争了，古代很多大的战争引起了改朝换代，产生了重大的变革，这些都是"金"所具有的特性，所以但凡有清洁、肃降、收敛作用的事物，都归属于金，比如秋、西方、肺脏、白色等；水的特性是润下，但凡具有寒凉、滋润、向下运动的事物，都归属于水，比如冬天、北方、肾脏、黑色等。

佳睿 现在我真正明白了，把这些相同属性的事物归纳在一起，就可以找到它们相互之间的关系，找到它们相互影响的关系，最后找到真正的问题所在，并因此找到解决问题的办法。

许少雄 是这样的。比如小孩免疫力低下，经常感冒咳嗽。从表面上看，咳嗽当然是肺的问题，所以要治肺，可是现在我们知道了，土生金，脾生肺，也就是说，脾是肺的母亲，儿子病了，母亲要负主要责任，所以根源可能是脾虚，所以欲根治咳嗽，在治肺的同时，也要注意健脾，这就是治本的思路。

佳睿 难怪有些孩子咳嗽总也治不好，原来是没有找到问题的根源。五行理论真好。

许少雄 当然，五脏皆咳，非独肺也。如果健脾还是没有解决问题，那就得继续找根源，这才是真正的中医。中医营养学，在改善孩子健康的问题上，除了治疗以外，更强调使用食物来进行调理，使五脏六腑在相对平和的食物的作用下，能彻底的解决问题。这就是《黄帝内经》中所说的："大毒治病，十去其六，常毒治病，十去其七，小毒治病，十去其八，无毒治病，十去其九，谷肉果菜，食养尽之，无使过之，伤其正也。"

佳睿 是药三分毒，中药西药都一样。

许少雄 前面我们讲到五行和方位、季节、五脏六腑，还有颜色的关系，我们就知道了"绿红黄白黑"对应的是"肝心脾肺肾"，那么，绿色的食物对肝脏就有调补作用，红色的食物有助于养心气，黄色的食物补脾，白色的食物润肺，而黑色的食物则有补肾气的作用。当然，不绝对，但大部分是正确的。

佳睿 这样，只要知道问题出在哪里，我们就可以比较正确地选择食物了。

许少雄 这就是我们的目的。五行和五味也有直接的关系，酸对应木，对应肝，所以酸味能补肝阴，平肝火；苦对应火，对应心，苦味能补心气，泄心火；甘对应土，对应脾，甘味能健脾和胃；辛对应金，对应肺，辛辣味能提升肺气；咸对应水，对应肾，所以咸入肾经，能补肾气。

佳睿 这个也能帮助我们选择食物。

许少雄 肝开窍于目，心开窍于舌，脾开窍于口，肺开窍于鼻，肾开窍于耳，所以我们的五官也和五行挂上了钩。

佳睿 看来五官的问题也能通过食物进行调理了。原来觉得离了十万八千里远的东西，就因为五行，大家紧密团结在一起了。

许少雄 肝主筋，心主脉，脾主肌肉，肺主皮毛，肾主骨，这样，筋脉肉皮骨也被感召了。泪为肝之液，汗为心之液，涎为脾之液，涕为肺之液，唾为肾之液，五液也有了关系。

佳睿 因为肝开窍于目，所以从眼睛里流出来的泪是肝之液，这个好理解。而汗为心之液，就不太理解了。

许少雄 《黄帝内经·素问·宣明五气论》说："五脏化液，心为汗。"人们通过观察发现，正常的流汗是好的，是人体的正常排泄，但过度流汗会使心气涣散，如果是经常性的盗汗、自汗，那就是一种病态了。白天不运动，天也不热，但仍然汗出不止是自汗，晚上睡着了以后汗出是盗汗。上半夜盗汗属阴虚，下半夜盗汗属阳虚，情况不同，但都需要进行调理。

佳睿 这么复杂呀？盗汗、自汗的情况还是很多发的，得赶紧调理，免得伤了心气就麻烦大了。

许少雄 中医治疗自汗、盗汗，是根据病因病机采用不同的治疗方法，如调和营卫、益气固表、滋阴降火、回阳敛阴等。

佳睿 食疗应该怎么做呢？

许少雄 这里有几个在实际调理过程中比较有效的方法，大家可以参考。用生黄芪20克，去核红枣5个，浮小麦30克，煮水来喝，一小口一小口地咽下，这个对于气虚多汗的情况效果不错。黄芪补气敛汗，红枣补气养血，浮小麦补养心气。

佳睿 很简单，可以当茶来喝。红枣有大有小，选哪一种呢？

许少雄 用中等个就可以了。如果是阴虚盗汗，用五味子10克，红枣5个，桃干20克，同样煮水来喝，效果也比较明显。五味子、五倍子各10克研成粉，再加冰片2克，混合均匀了，放在肚脐窝处，外面盖上纱布，然后用胶布粘好，对盗汗、自汗也有一定的效果。

佳睿 这个也容易做到。

许少雄 用人参或者党参、沙参、黄芪拿来炖猪龙骨、母鸡或者乳鸽，对气虚引起的多汗也有效；还有，拿黑豆100克，先泡水半天，换清水，倒到锅里，用慢火炖烂，再加入乌梅 3 粒、桃干 15 克，继续炖 15 分钟，吃豆喝汤，也能滋阴补虚敛汗。

佳睿 食疗的做法是大家非常熟悉的做法。

许少雄 是啊，还可以用黄芪 20 克，羊肉半斤，桂圆肉 5 克，淮山药 15 克，一起炖汤吃，健脾补虚收汗。

佳睿 你的方法怎么层出不穷啊？这么多方法，大家可以根据自身的情况进行选择。我想食疗有个好处，万一你判断不太准确，吃错了一个方法，估计问题不会太大，换一个方法再试。这不像吃药，万一吃错药，麻烦就大了。

许少雄 你能这样想，我就比较没有压力了。

佳睿 前面讲到"涎为脾之液"，又讲了"唾为肾之液"，涎和唾不都是口水吗？

许少雄 涎，也就是口水，有的地方叫"哈拉子"，实际上是脾之气的外在表现。涎为口水液体中较为清亮的部分，而唾是较为黏稠的部分。有个成语，叫"垂涎欲滴"，《现代汉语词典》是这样解释的：因非常想吃而口涎下垂的样子。因为想吃而产生的分泌物就是涎，涎产生于舌头的两侧。现在我突然说一句"柠檬好酸啊"，你可能会马上分泌出口水来，这就是涎了。有些小孩口水流个不停还有些人晚上睡觉的时候会不知不觉地流口水，这就是脾虚的表现。

佳睿 有什么办法能快速缓解不由自主流口水的状况吗？

许少雄 有个老办法，就是用陈壁土烧水喝。以前的很多墙壁是用泥土做的，外面又用泥糊平的，但是，陈年的泥墙现在已经很难找到了。有些地方的豆类零食是用红泥来炒制的，这种豆子吃一点也能快速解决问题。传统的炒白术也是用红泥来炒制的，这种炒白术烧水喝，效果也非常明显，很可惜，现在的所谓炒白术都不是这样做的了。还有一个办法，就是找找看有没有卖八仙糕的地方。八仙糕的健脾效果非常理想。

佳睿　八仙糕，听着就想吃，可是，从来没有见到过。

许少雄　现在有人将八珍糕做成糕点的样子，配方有点相似，也可以试试。

佳睿　我们了解了涎的问题，也给了大家一些解决流口水的方法。那么，唾又是从哪产生出来的？

许少雄　你试着用舌头搅动一下口腔，会有什么感觉？也会流出口水来对吗？这和前面的口水不同，不是由于食物的刺激而产生的。它是由十二正经以外的奇经八脉中的奇穴金津、玉液两个穴位产生出来的，这两个奇穴就在舌头的下面，大家在网上搜一下图片就能看清楚了。也有人认为唾液是由膀胱经上行到头部产生出来的。唾为肾之液，是肾气精华的外在体现，所以是非常宝贵的物质，要非常的珍惜，轻易不能乱吐口水。

佳睿　以前经常看到小孩子互相吐口水表示鄙视或者恶意攻击，这种做法看来非常不好，不光攻击不到对方，反倒会伤到自己。

许少雄　是啊，就是成年人，也不能随便乱吐口水。古代的养生功法中，就有"赤龙搅海"的做法，就是在早晨起床后，刷牙漱口前，先叩齿，然后用舌头搅动口腔，产生口水，吞咽下去，用意念引导到丹田的位置。孙思邈在《养生铭》中说"晨兴漱玉津",可祛病益寿,用的就是这种功法;乾隆皇帝在历代帝王中算长寿的了,他的养身法之一就是"齿常叩,津常咽";据说武当山道姑李诚玉,1996年的时候时已经寿高108岁,仍然面如中年妇女,她的养生之道中就有"白玉齿边有玉泉,涓涓育我度长年"。

佳睿 他们都是懂得保养肾气,不让它丢失的榜样,我们也要好好来学习。

许少雄 你有没有注意到,热恋中的人比起常人来更加的容光焕发?除了幸福、快乐、激动、亢奋之外,恋人之间的接吻更加热烈、更加频繁。

佳睿 过来人都知道。啊,你说的是唾液?

许少雄 对!通过接吻,可以分泌出大量的唾液来,而这些唾液又被咽下,或者被双方交换,互为补充,除了补肾气,连免疫力都提高了。现代医学研究也发现,唾液中还含有肾上腺皮质激素、胰高血糖素、反应性胰岛素及其他一些活性物质,这对于调节人体生理平衡、增强免疫功能、促进细胞活力、延缓人体的衰老都有着重要的作用。事实证明,感情越好、越恩爱的夫妻,他们的健康状况更好,寿命也更长。在这方面,中医和西医的看法是一致的。

佳睿 这个说法会让很多人为之兴奋的。

许少雄 七情也可以对应五行,怒对应肝,喜对应心,思对应脾,悲忧对应肺,恐惊对应肾。

佳睿 有人说,中医的五脏六腑都是有感情的,不像西医理论中的脏器那么冷冰冰的。

　　许少雄　这是有本质的区别的。中医的这个对位，目的在于找出情绪活动和脏腑之间的关系，用来研究情绪对脏腑的影响，包括正面的和负面的。很多疾病的病因病机，其实是来自情绪的变化对人体造成的冲击。

　　佳睿　可是人不可能没有情绪的呀！

　　许少雄　七情是人体对外界客观事物出现时的不同反映，是生命活动的正常现象，比如人逢喜事而精神爽，比如思考一件事情怎么做会更好出现了沉思，比如担心一件事情的发生而出现忧虑，这是人之常情，不会使人发病。

　　佳睿　是人就得有七情六欲，传说中的神仙也很有脾气。

　　许少雄　但在突然、强烈或长期性的情志刺激下，人体超过了正常的生理活动范围又不能适应，不能及时调整，会导致脏腑气血功能紊乱，从而导致疾病的发生。这时的七情就变成了致病的因素，而且是导致内伤疾病的主要因素之一，所以中医学称为内伤七情。

　　佳睿　是不是可以反过来讲，因为身体的脏腑功能不完善，更容易导致某种情绪的反复出现，比如更年期综合征，很多人就是控制不了自己的情绪，看什么事情都不顺眼，就想生气。

　　许少雄　你说的是有道理的。更年期天癸逐渐消失，气血下降，肝这个藏血器官的藏血量减少，肾阴、肝阴开始亏虚，所以容易动怒。这时候除了做心理调整，更重要的是适时地补肝肾，否则继续亏下去，阴虚内热生，潮红潮热就会频繁出现。我见过几个已经六十多岁的女性，因为更年期没有调理好，十几年来潮热不断，晚上睡觉的时候一阵阵地发热，没有办法一觉到天亮，总要折腾好多回，痛苦不堪。

佳睿 物质基础的身体和精神因素的情绪，是相互关联、相互作用的。

许少雄 总而言之，一个人脾气越坏、气量越小、心情越差，就越容易得病，而且有了问题越不容易治愈。我们平时看一个人，总是开开心心，乐乐呵呵的，你会发现他的心气很足；如果一个人总是悲愁不已，他的肺气肯定不怎么样；一个人总是毫无斗志，没有志向，他的先天肾气可能会有问题；一个人总是犹豫不决，他的胆气可能不足；一个人总是心事重重的，很多事情总是想不清楚，估计脾的功能不太好。

佳睿 以后我就照着这个方法去观察周围的人，然后告诉他们身体有什么问题。估计有些人要被吓坏了，以为我能透视呢！

许少雄 你可以大胆地试。中医很讲究望诊，甚至说"望而知之谓之神"，看一眼就能知道病在哪儿，这是神医级别。望就包含很多方面的内容，比如望气，望色，望神情，望所处环境，甚至还观察人的穿着，等等。经过不断观察，说不定你会成为望诊的高手。

佳睿 我已经在摩拳擦掌了。

许少雄 你应该摩眼睛才对啊。关于七情的话题很大，以后我们专门找时间来讨论吧。五行还对应着六气，就是自然环境存在的六种因素"风寒暑湿燥火"，风对应木，暑对应火，湿对应土，燥对应金，寒对应水。风是春天的主要特征，夏天当然主要是暑热，长夏的特点是湿气太重，而秋天以燥为主，冬天的主要特征就是寒。为了防患于未然，五季当中我们要有所侧重，春天很容易出现风寒、风温感冒，春天的肝气旺盛，也很容易引动肝风。现在很多人都懂得春天要养肝，但养肝的主题并不是补肝，而是疏泄肝郁肝火，平肝熄风；夏天以暑热为主，要注意防暑降温，但又不能过多接触寒性的空调、冰箱，不能吃太多的冰饮和水果，这是一个"度"的问题；长夏期间湿气重，要注意祛湿；秋燥是很多人不能适应的，滋阴润燥必不可少；冬天要注意趋暖避寒，同时要注意内热的产生，这些我们前面都讲过了。

佳睿　回顾一下会加深大家的记忆。记得在学校读书的时候，老师讲课，其实有很多是重复的，而且是多次重复，以前不理解：这不是浪费时间吗？后来发现，还真不是浪费时间，而是让我们记得更牢。五行还能对应什么呢？

许少雄　五臭，臭味相投的臭，但这里的"臭"与"嗅"同音，就是五种味道的意思，分别是臊、焦、香、腥、腐。

佳睿　五脏喜欢不同的味道？

许少雄　你说对了。你有没有看到，有些人特别喜欢吃鸡屁股？

佳睿　臊味很重的那块？反正我不喜欢，从来不碰，以前家里杀一头鸡，都是整个鸡屁股剁掉的。

许少雄　可有人就偏偏喜欢，而且甘之如饴。以后你仔细观察一下，喜欢吃鸡屁股的都是什么样的人，你可能会大吃一惊。

佳睿　我非常好奇，都是些什么样的人啊？哎呀，你就别卖关子了。

许少雄 要么是性烈如火、脾气暴躁的人，要么是纠结郁闷的人。

佳睿 怎么会是这样呢？

许少雄 刚刚我们讲到了五臭，臊味对应的是肝，肝虚、肝郁、肝火大的人就会喜欢臊味的食物，因为肝喜欢。

佳睿 这么说心是喜欢焦味的食物了？

许少雄 是这样的。你有没有发现，有时候吃点烧得半焦不焦的锅巴，会消积食，开胃？

佳睿 好像是这样的。什么道理呢？

许少雄 焦味入心，心属火，火生土，所以吃点锅巴会增加脾胃的"气"，提升功能状态。著名的"焦三仙"就是消食的好方子。香味入脾，有时候脾胃不开，吃不下饭，我们就用一些特别芳香的食材来熏一下，这叫"醒脾"。

佳睿 我看过电视剧《神医喜来乐》，里面有个郡主，整个昏死过去了，没法吃没法喝，药也灌不进去，眼看着不行了，后来是喜来乐用了熏的办法才把她给救活的。

许少雄 芳香醒脾，脾一复苏，气血化生有源头，整个身体的机能才有可能逐步恢复。

佳睿 你好像讲过茉莉花很醒脾的。

许少雄 是，香味特别重的绿茶也有这个功效，比如好的龙井茶、碧螺春、毛峰、猴魁等都不错，胃口很不好的时候泡上一杯，先闻香，你会发现那股清香味沁人心脾。这个成语为什么不叫沁人心肝？心主神，被茶的香气一激荡，马上神清气爽，直冲脑门，提神醒脑通窍。

而脾的气被湿邪所困，或者自身的机能衰弱了，被香气一冲，也很快苏醒过来，所以说"沁人心脾"。

佳睿　很多的词语仔细考察，好像都跟健康有点关系。

许少雄　所以有人说"字里藏医"，这是有道理的。肺喜欢腥味的东西，你吃过鱼腥草吗？

佳睿　喝过用干的鱼腥草配的中药，没感觉有什么特别的味道。新鲜的没吃过，是不是有股很浓的鱼腥味？

许少雄　是有腥味的，但并不是特别浓烈。我喜欢在阳台上种两盆，有时候摘几片叶子，用清水洗一下，就这样吃，挺好吃的，会生津。

佳睿　看来肺是喜欢鱼腥草的，对吗？

许少雄　对，鱼腥草味辛，性寒凉，归肺经。能清热解毒、消肿疗疮、利尿除湿、清热止痢、健胃消食，可以生吃，也可以晒干了药用。抽烟的人定期喝点鱼腥草汤，能清肺热；经常坐在电脑前的人多多少少都受到辐射的影响，喝点鱼腥草汤（第 280 页）也有抗辐射的作用。

佳睿　还有抗辐射的作用？

许少雄　第二次世界大战的时候，日本的长崎、广岛被扔了两颗原子弹，当时死了很多人，但有些人还是幸存了下来，奇怪的是他们不但没有得放射病，而且还能生孩子。后来研究发现，他们在被核污染的地方找到了鱼腥草，并且吃了很多，所以没有深受其害。

佳睿　这是个好消息啊。

许少雄 因为肺热壅盛而导致痔疮出血，用鱼腥草清肺热来辅助治疗这种痔疮出血也有一定的效果。有时候湿热内蕴，身上会有明显的痰饮的产生，喉咙口总是觉得有痰，咳不出也咽不下，这时候，用鱼腥草和玉米、瘦肉一起煲汤喝，也能起到一定的清热化痰的作用。

佳睿 鱼腥草的用处很多啊。鱼普遍都有腥味，应该对肺也有好处吧？

许少雄 是这样的，当然，如果是正常的，平和的体质，还是平衡着吃，不需要特别多吃什么，因为你会发现，任何一样食物对我们的健康都有一定的好处，你不可能将所有东西全都多吃一点吧？

佳睿 所以不能断章取义。

许少雄 还有一个"腐"，对应的是肾，《黄帝内经》说："北方黑色，入通于肾……其谷豆，其臭腐"，肾喜欢腐的味道，特别喜欢腐烂的豆子。什么豆子是腐烂的呢？

佳睿 应该是豆豉吧？

许少雄 对，以前没有东西吃，很多人会用豆豉来下饭。豆子经过煮熟，并且发酵，不就腐烂了吗？不过这里说的豆豉是淡的，发酵完成，还没有用盐腌过的。以前看到过一些报道，说日本的某些地区的人喜欢吃纳豆，所以那些地方出了很多聪明的人，这个纳豆就是淡豆豉，应该也是从我们这里传过去的。如果是用黑豆做成的豆豉，就更好了，除了补肾，还能引火归元。

佳睿 什么是引火归元？

许少雄 就是把上越的火，引导回归到命门，也就是到肾。食疗中，黑豆经常充当这个角色。

佳睿 有点深奥，我们只要知道黑豆有这个功效就行了。讲完这些，我开始理解什么叫追香逐臭了。以前总觉得追香容易理解，为什么有人偏偏会逐臭呢，原来是身体的需要，或者是体质的问题。

许少雄 是的。以前在一本书中看到，骨癌发展到后期，是非常痛的，有的用上哌替啶、吗啡等止痛剂，都没办法止痛。但有一个东西非常灵，就是棺材木下面长出来的一种菇，这是尸体腐烂后渗过棺木，在地里长出来的一种菌类。只要用上一点点，马上止痛。只是，现在很难找到这东西了。

佳睿 这听起来挺吓人的，晚上要睡不着觉了。

许少雄 好吧，不讲这个。

佳睿 五行还对应着哪些方面呢？

许少雄 五行还对应着五谷（稻、黍、稷、麦、菽）、五畜（牛、羊、豕、犬、鸡）、五果（栗、桃、杏、李、枣）、五菜（葵、韭、藿、薤、葱）、五音（角、徵、宫、商、羽）、五声（呼、笑、歌、哭、呻）、五劳（行、视、坐、卧、立）、五常（仁、礼、信、义、智）、等等，还有很多。其中的五谷、五畜、五果、五菜演变到现在，基本已经变成一种泛指了，这是我们日常饮食中最重要的部分，也是中医营养学最着重研究的内容。

佳睿 还没开始讲就要晕了。

许少雄 好吧，五行就讲到这里，以后在一些比较具体的内容中我们还会讲到它的应用，就不会这么干巴巴的了。《黄帝内经》中有另一段和"五谷为养、五畜为益、五果为助、五菜为充"相互呼应的经文："大毒治病，十去其六，常毒治病，十去其七，小毒治病，十去其八，无毒治病，十去其九，谷肉果菜，食养尽之，无使过之，伤其正也。"

佳睿 这段话又怎么理解呢？

许少雄 这段话对我们的养生有非常重要的指导意义。如果我们一生病，就用毒性很大的药物来治疗，可能十分的病只能去除六分，其他的部分要靠养护来痊愈；用普通毒性的药物治病，十分能去除七分，其他的部分也要靠养护来痊愈了；用很小毒性的药物治病，十分大概能去八分，其他的部分同样要靠养护来痊愈了；而用无毒的食物来调理，十分可能去除九分。我们用谷肉果菜来进行日常保养，同时适可而止，食饮有节，就不会伤到身体的正气，这样，就不容易生病了，就算生了病，一般也是小病，稍稍调理一下就能恢复健康了。

佳睿 太对了，是药三分毒啊。好，我们现在明白了，身体有了问题，要懂得配合食疗，这样才能标本兼治。

第三节　日常生活中的阴阳五行

佳睿 前面我们讲了关于阴阳五行的基本概念，接下来我们讲什么呢？

　　许少雄　我想我们还是谈谈日常生活吧，看看我们的日常生活是否能跟前面所讲的阴阳五行更紧密地结合起来。这是和我们最息息相关的事情。

　　佳睿　维护健康除了吃，其他方面也都很重要，比如住处、服饰、外出等各方面应该也都有所讲究吧。学习了一些知识，最重要的是用出来，特别是用来帮助我们维护健康。

　　许少雄　影响健康的因素很多，所以说健康是全方位的。居所是很重要的一个方面。我找到了一些描写大自然的美丽的句子："一条小河穿过树林弯弯曲曲地流向远方。河水清澈见底，明镜一样的水面在阳光的照射下闪着点点银光。水中的鱼儿欢快地游来游去。水里的小螃蟹挥动着大钳子在石缝间爬来爬去，看起来特别威风。"

　　佳睿　真美啊，如果家门口是这样的一幅美景，每天的心情得有多愉快啊！

　　许少雄　还有："我追随太阳的脚步来到乡野间。孩子们正追逐玩闹，那自在的潇洒、那无忧的神色，让我回想起童年时我们的模样……那绿茸茸的麦田、那潺潺的流水、那幽微的花香、那安谧的山村，还有那山间幽雅的情调、湛蓝无瑕的天空……让我痴迷，使我沉醉！那'天人合一'的感觉随瞬间绽放的蒲公英，飘向了无边的远方。"还有，"在美景如画的自然里，你会把自己的身心整个融入其中，用心去聆听大自然的声音，那是动听的回响，那是动听的旋律，那是大自然为我们人类谱写一首首新的乐章。"

　　佳睿　可惜，我们都已经远离了大自然的美景，只有休息的时候，才有可能偶尔去亲近一下大自然了。我们现在住在城市里头，想想这些都是一种奢侈了。

许少雄 其实，城市也有城市的美，看看这一段："我刚一进公园，远远就可以看到许许多多金黄色的银杏树叶，重重叠叠地挤在一起，仿佛是几只黄蝴蝶挤在一起相互取暖。近处是一簇簇美丽的菊花，红的好似一团热情的火焰，白的胜过天鹅的羽毛，橘色的像天边的霞光。一朵朵、一团团争奇斗艳，美不胜收。走进菊花，迎面向我扑来的一阵阵清新的菊花香气，轻轻地呼吸，让我神清气爽。"

佳睿 有人说，这世界上本来不缺乏美，只是缺乏发现美的眼睛，这话不假。很多事情本来客观存在，你从不同的角度来看问题，会得出不同的结论。刚才那些美景，在一些人看来，也许司空见惯，不足为奇，但在诗情画意的人看来可就美不胜收了。

许少雄 居住的地方怎么选，怎么布置，很多人会请风水先生来提建议，这是有一定的依据的，这里面就会用到很多阴阳五行的原理，不过这不是我们要谈的话题。现在城市的卫生和绿化都在提升，能选一个好地方当然很好，如果条件不允许，也不必感到不安。城市里有很多公共设施，大家都可以共享的，只是，我们有没有这样的心情去发现和享用。有位女士就住在一个美丽的公园旁边，可是因为忙碌，从没有走进去过。每天回到家，孩子都已经睡着了，也完全谈不上照顾孩子。有一天，这位女士意外摔断了一只手，只好在家养伤，这时她才发现，家门口竟然有这么好的环境，这么漂亮的公园。特别是，每天能跟孩子在一起，有多么的快乐。一段时间后，女士伤好了，准备回到工作岗位了，还不太懂事的孩子竟然跟她说了这样一句话："妈妈，你可不可以把另外一只手再摔断?"

佳睿　这话听起来让人心酸。

许少雄　好的生活环境是营造出来的。曾经有一个城市里面有一条街道，非常的肮脏，垃圾满地，污水横流，苍蝇四处飞，人们三天两头生病。住在这条街道两边的居民怨声载道，都抱怨市政府不来整治。有一户人家刚搬到这里来，看到了这种情况，他们没有抱怨，而是买来一些地砖，把家门口的那块地方铺好，还种了两棵绿化树。从整条街道走过去，就数他家门口最清爽，结果邻居坐不住了，也在家门口做了同样的事情，结果，没多久，整条街道焕然一新。人们住在这里，心情也改变了，健康状况也改变了。

佳睿　这个故事很励志的。

许少雄　据说藏獒对主人是绝对忠心的。

佳睿　这是真的。

许少雄　你有没有听过这样一个故事：有个人养了一头藏獒，有一天外出，把孩子交给藏獒来看护。回来的时候，却发现孩子不见了，地上血迹斑斑，这人大惊大怒，认定是藏獒杀了孩子，也没多想，拿猎枪把藏獒给崩了。等冷静下来，在家里四处搜索，才发现孩子被藏在床底下，旁边躺着一只死狼。原来是狼进了屋子，藏獒把孩子藏好，跟狼进行了搏斗，把狼杀了，还没来得及把孩子弄到外面来。

佳睿　愤怒使人失去了理性和判断力，只是可怜了那勇敢的藏獒了。

许少雄 虽然前面讲到的几个事情之间似乎没有太大的关联，但这里面有个东西却贯穿始终，那就是人的情绪。面对一定的环境，我们表现出来的各种情绪有很大的不同：或喜、或怒、或忧、或思、或悲、或恐、或惊。

佳睿 你兜了这么大一个圈子，就为了讲情绪的话题啊？

许少雄 稍微铺垫一下应该会更加引人入胜。

佳睿 前面我们讲过七情和五行的关系了，你觉得应该稍微展开一下？

许少雄 在日常生活中，情绪对健康的影响是最大的，所以这个话题还是得跟大家再谈一下。前面我们讲了"大喜伤心，大怒伤肝，悲忧作肺，过思伤脾，恐惊伤肾"，但是，我们不能机械地认为怒只能伤肝，喜只能伤心。人体是一个有机的整体，情志活动又复杂多变，而总归于心统帅，所以《灵枢·口问》中说道："心者，五脏六腑之主也……故悲哀愁忧则心动，心动则五脏六腑皆摇。"这里就明确指出了各种情志刺激都与心有关，心神受损又可能牵涉到其他脏腑。比如郁怒伤肝，肝气横逆，又常犯脾胃，出现肝脾不调、肝胃不和等状况。本来是金克木的，但如果肝郁化火，气火上逆，还可以导致木侮金，即肝火犯肺。

佳睿 临床上的问题一定是复杂多变的，不可能那么单一。

许少雄 七情内伤，首先影响脏腑气机，使气机升降出入运动失常。气为血之帅，气行血才会行，如果气机逆乱，必然影响到血的正常运行。所以，情志伤更常见的是气血失调。我们已经知道，思虑劳神过度，常损伤心脾，最后导致的是心脾气血两虚，然后出现神志异常或者脾失健运的症状。郁怒伤肝，肝经气郁，常会出现两胁胀痛、不时地叹息，自己却没有感觉。肝郁气滞，气滞血瘀，还会出现妇女痛经、闭经或口癖等。肝郁还可以化火，气火上逆，则常见心烦易怒、口苦干渴等。情志伤影响气机，还可导致湿气凝滞、积食、痰饮等问题。

佳睿　碰到这些情志问题，我们怎么来解决呢？

许少雄　利用五行相克的原理，可以比较好地解决情志问题。源头解决了，身体所受伤害就会慢慢得到纠正。《素问·阴阳应象大论》中说道："怒伤肝，悲胜怒"，"喜伤心，恐胜喜"，"思伤脾，怒胜思"，"忧伤肺，喜胜忧"，"恐伤肾，思胜恐"。

佳睿　用悲来制怒，这是金克木；恐制喜，这是水克火；怒制思，这是木克土；喜制忧，这是火克金；思制恐，是土克水，正是五行的相克。

许少雄　我看到过这么一个案例，一位太太，因为先生的仕途碰到了问题，想帮先生出点主意，于是日思夜虑，最后得了严重的失眠症，整宿整宿地辗转反侧。她女儿的一位中医世家的同学答应帮忙调理。他的方法是让这位太太每天到阳台上晒太阳，自己却躲到她女儿的闺房，每天如此，结果，这位太太发现不对劲了——"这哪是来给我治病啊，分明是来泡妞的吧？"一怒之下，叫来保安把女儿的同学赶走了。可这么一生气，出了一身汗，失眠症好了。这是典型的以怒制思的案例。

佳睿 出乎人的意料之外啊，用激怒一个人的办法竟然可以治好失眠症。

许少雄 这个失眠症的原因必须是过思伤及心脾，这个方法才有用。换成别的原因，恐怕会适得其反。

佳睿 我看过一个段子，说的是一个县官因为犯了错误被罢免了官职，这县官又忧又惊，突然倒地不起，人事不省，被紧急送到医院，开始还以为是中风，最后又被排除。好多天过去了，不见苏醒。医生让他太太在他耳边说："你官复原职了。"他太太想，既然要说，干脆把官往大点说，于是，他太太大声告诉他："组织部通知，你不仅没有被罢官，还被提升为副市长。"那人一听，马上从床上爬起来，大笑三声，气绝而亡。家属找医生算账，医生说："擅自加大剂量，后果自负。"

许少雄 我也看到过这个段子，虽然应该是编出来的，但却符合医理，这是喜胜忧的好例子。

佳睿 以后大家在日常生活中如果碰到情绪很难调整控制的时候，可以学会用五行相克的办法来进行调整，一定会收到很好的效果。

许少雄 我调理过一个私营企业的老板，这位先生的高血压已经有好多年了，一直靠吃降压药控制着。就算这样按时吃药，血压还是很不稳定，有时候会冲得很高。我跟他聊了很长时间，最后才发现，原来他经常生闷气，一生气，血压就升高。他的妻弟，就是小舅子，也在他的公司里面，虽然没什么水平，但依仗着姐姐姐夫是老板，到处指手划脚瞎指挥，经常把真正的老板气得七荤八素的，每次骂了他，回家必定会被老婆骂，后来干脆不说了，自己生闷气，讲到这里，他还是一副义愤填膺的表情。明白了原因，我让他回忆了一下企业发展过程中出现过的让他特别伤心的事情。刚回忆了一件悲伤的事情，他的愤怒的表情就消失了。后来，我们讨论了几个既能阻止他小舅子"胡作非为"，又不会伤及老婆脸面的方法。过后一段时间，他告诉我，最近血压挺稳定的。又过了一段时间，我给了他一些日常生活和饮食方面的调整建议，并让他逐步减少药物的摄入，一年多过去了，他几乎没有再出现过血压快速升高的情况。

佳睿　这就是悲胜怒的一个好例子。

许少雄　情绪方面的问题我们可以运用五行理论来进行调理。在工作和家庭的关系中，其实也存在阴阳五行、相生相克的关系，也同样可以运用这套理论来解决问题。

佳睿　家庭和工作，如果两方面都做得很好，是相生，如果做得不好，一定是相克了。

许少雄　可以这么理解。但生活还不是只有家庭和工作两方面这么简单。有人把我们的生活时空划分为五个，分别是：家庭（居家）生活时空、工作生活时空、学习生活时空、交际生活时空，以及精神生活时空。这和西方的"平衡生活的六大支柱"的说法是相似的。

佳睿　这六大支柱分别是什么？

许少雄　事业（或工作）、家庭、健康、朋友、心灵、信仰。

佳睿　几乎是一样的。心灵和信仰不在同一范畴中吗？

许少雄　心灵指的是内心世界的心理活动，而信仰则是灵性部分的内容。层次不同。就好像我们说健康，也有"身、心、性"三个不同的层面一样。身指的是生理层面，心指心理层面，而性则指的是灵性层面。有中医师认为，我们在生理方面做得非常好了，只占健康的10%，如果心理也非常健全，占健康的30%，两项加起来也才40分，不及格。在灵性方面，占全部健康的60%。这是个很高的层面，先不在这里进行讨论了。

佳睿 真是出乎我们的意料之外。

许少雄 我觉得这个说法确实并不夸张。前面说了，把我们的生活时空划分成五个部分，学习时空属木，木性曲直，舒展向上而无所止。

佳睿 这象征着学习的道路是曲折的，而学海是无涯的，这个归属倒是挺恰当的。

许少雄 工作时空划归于火，工作需要热火朝天；居家时空是生命的港湾，是全家老小的承载，所以属土，有着和大地妈妈一样的责任；精神时空属金，金和心灵都是需要锻造和修炼的；交际时空属水，情感交流是一个复杂的过程，而君子之交淡如水。

佳睿 这样的划分确实有内在的逻辑。

许少雄 我们来看看这个五行相生。木生火：学习更多的知识和技能，有助于提高我们的工作能力和效率。火生土：努力工作，最基本的目标就是获得物质基础，养家，善待家人。土生金：有了稳定、和谐、富足的家庭生活，才有追求精神生活的基础条件。

佳睿 饭都吃不饱，追求精神生活就有点不切实际了。有些穷学者虽然穷，但吃饱饭还是有保证的。当年我们国家搞"两弹一星"，条件多艰苦啊，可是，参与科研攻关的科学家们，他们的基本生活还是必须满足的，就是全国人民勒紧裤腰带，也要支持他们。

许少雄 物质和精神的关系，正是一阴一阳的关系。金生水：具备独特、精深的思维能力和精神境界，高尚的道德品质，这是拥有良好的人际关系的前提。水生木：三人行，必有我师，最好的学习来自于人与人的沟通交流，来自于良好的人际关系。

佳睿 这就是我们常说的：读万卷书，如行万里路，如阅人无数，如名师指路。

许少雄 我们再来看五行的相克。金克木：过度或不正确的精神索求，容易产生虚幻或迷信的思想认识，将严重阻碍人们的进取心，影响正确的学习取向。

佳睿 这种现象很普遍，有些人学了点养生知识，就一心想成为养生大师，迫不及待地到处宣讲，掌声鲜花一旦多了起来，就不知道自己姓什么了，俨然以一代大宗师的身份自居，最后却只能是贻笑大方。很多人学佛，却忘了初衷只是为了行善积德，慢慢入了魔道，一心想成佛，却弄得人不人鬼不鬼的。连家里人都不得安生。

许少雄 是啊，很多人修了半天，却始终没有突破心理的三大障碍：妄想、分别、执着。知识一方面是用来修养自身的，一方面是用来服务社会，服务大众的，而不是用来沽名钓誉的。聪明反被聪明误了，却还不自知。木克土：过度的学习，以及对新生事物的过度贪着，将严重影响现实的家庭生活。我认识一个人，似乎在任何一个培训场所，任何一个学习环境中，都能看到他的身影，很多朋友也都认识他，经常说到在某某场合又看到他了，不管是企业管理培训，国学培训，佛学讲座，财务管理，高级管理人员工商管理硕士（EMBA），总裁班，奇门遁甲，微博营销、微商运营，他都学。我不知道他有没有家庭，也很难搞清楚他是做什么的，似乎一辈子都在为学习而学习，但很多年过去了，好像也没有看到他学成了什么，至少，没有看到他学以致用，把知识用来做些什么有益于自家、有益于大家的事情。

佳睿 好学是一件好事，但千万不能为了学而学。

许少雄 我们先把相克的这部分讲完吧。土克水：沉溺于家庭生活，就会变得封闭，与社会隔离，丧失正常的人际交往，现在这种宅家的人也不在少数。水克火：过度、不健康甚至是虚伪的人际关系，必将成为工作及事业成功的绊脚石，真诚才是人际关系的基石。火克金：只知道拼命工作，追求事业的成功，置其他方面而不顾，其结局一定是物质上的富翁，精神上的赤贫。

佳睿 这种例子应该也不少，现在很多被称为"土豪"的人，好像就是这么一个状态。

许少雄 你知道保罗·盖蒂吗？

佳睿 美国的石油大王？

许少雄 是，他在 20 世纪 50 年代到 70 年代，一直在美国首富的宝座上坐了二十几年。物质上可以说是登峰造极了。他经常举办各种豪华舞会，却在舞会的现场装了收费电话，结果因此而被人非议。他的朋友、家人以他为耻，他的孙子甚至和他断绝关系。这就是生活失去平衡造成的悲剧。

佳睿 如果出现这种相克的情况，对身体健康也非常不利，经常会把很多事情搞得一团糟。

许少雄 所以我们说生活是一种平衡。很多人到了一定的年龄，才突然悟到一点：年轻的时候拿健康去换钱，后来赚到了钱，却发现健康没了，然后拿钱去买健康，却再也买不回来了。周先生在他的脱口秀中也大声疾呼："今天不养生，明天就养医生；今天不保健，明天就养医院。"可是大家总是要等到撑不住了才考虑这个问题。

佳睿 我们的这档节目，就是要帮大家提高养生防患的意识的。

许少雄 我在营养保健行业里算是有比较长的经历的了，看到的现状是，大家都经常表扬说：你做这行很好啊，很有前瞻性，很有眼光，我们大家都需要啊。可一旦要他付点代价，为自己做点保养，很多人就赶紧忘了刚才说过什么了。

佳睿 人们愿意为疾病买单，只有少数的人愿意为养生买单，这确实是个现实问题。其实大家也都知道，一台车，不管价值多少，都会去做个定期保养。一个人，价值总是比一台豪车要高很多，却只有很少人会做定期保养的。

许少雄 不过，这种情况近来好像有所改观了，毕竟，健康的问题越来越凸显了。我现在发现，经过了疾病的痛苦阶段之后，人们更愿意为养生买单了。等到养生的人更多了，相信看病难的问题会大大缓解的。

第四节 饮食也讲阴阳五行

佳睿 日常饮食，一日三餐；日常生活，或劳或逸。有人说，我们吃五谷杂粮、鸡鸭鱼肉的，哪能不生病？一般人一生病就吃药，我觉得这不是一个好办法，不是有人说可以把吃出来的病给吃回去吗？每天的柴米油盐和健康关系实在太密切，我们一定要懂得吃。

许少雄 刚才说到把吃出来的病给吃回去，应该这么来理解。首先，人为什么会生病呢？从中医的角度看，人生的病有几大类，一个叫外感病，一个叫内伤病，还有一个叫不内不外病。外感病指的是人感受了不正常的"风寒暑湿燥火"而生的病。"风寒暑湿燥火"本身是大自然客观存在的现象，我们称为"六气"，当六气正常的时候，对人体是有益的，而当六气异常了，超出了人体能够自动调节的范围，我们就称它为"六邪"，人感受了"六邪"之气就会生病了，这是外感病；内伤病指的是受到七情"喜怒忧思悲恐惊"的困扰而生的病，中医称之为情志病；不内不外病指的是受到意外伤害如跌打损伤、电击溺水等产生的问题。

佳睿 了解了疾病的分类，好像跟吃没有太大的关系呀？

许少雄 非常有关系。在面对同样的六邪的情况下，你会发现并不是所有的人都会生病的，对吗？为什么有的人不会生病呢？因为这个人比较强健，他的抵抗力比较强。为什么他有比别人更好的体质，更强的抵抗力呢？因为他的饮食习惯、生活规律比别的人好，内在的脏腑经络更少受到损伤，正气更强盛，所谓"正气存内，邪不可干"。

佳睿　这句话太有哲理了，正气也可以指一身浩然之正气，放在其他地方也同样适用。

许少雄　人在日常生活中因为各种内外因素的影响，身体会发生一定的偏差，大多数情况下，这种偏差能够由人自身进行纠正，是不会生病的，就好像钟摆，一会儿摆左，一会儿摆右，幅度不大，在可控范围内。但是如果偏差太大了，超出了人的调节能力，疾病就发生了。纠正偏差就是治病的过程，如果偏差还不太大，可以用偏性比较小的食物进行纠正，这就是通常所说的食疗了，如果偏差太大了，食物无能为力了，就要动用偏性大的中药了。所以如果能够运用食物的偏性来调理身体，就能把相当一部分的问题处理掉，这就是把"吃出来的病给吃回去"的基本原理，前提是，身体的偏差在一定的范围内。但这种说法在社会上已经让人感觉很负面了，所以我们还是不用这样的说法吧。我们用"食疗"这个词比较合适些。

佳睿　对，食疗是大家所认同的说法和做法。

许少雄　我在一本书里面看到这样一段话："有人素不服药者，不为无见。但须知得病从何来，当从何去，便是药尔。如饥则食，食即药也；不饥则不食，不食即药也；渴则饮，饮即药也；不渴则不饮，不饮即药也；恶风知伤风，避风便是药；恶酒知伤酒，戒酒便是药。逸可治劳，静可治躁，处阴以却暑，就燠以胜寒，衰于精者寡欲，耗于气者守以默，怯于神者绝以思，无非对病药也。人惟不自知尔。"可见，能解除身体一切不舒服感觉的事物，都可以称之为药，而不是单独指我们狭义的药物。遵循正确的饮食原则就是一剂良药。

佳睿 包括我们前面所讲的情志的调整方法，其实也都是在"用药"，所谓"心病还需心药治"。

许少雄 正是这样的。在古代，医生被分为四个等级。

佳睿 估计不是分为主任医师、副主任医师之类的吧？

许少雄 古代还没有这么响亮的称呼。古代的医生被分为"食医、疾医、疡医和兽医"四个等级。食医，就是食疗医生，被放在最崇高的位置上，因为这些食医的医术最好，经常能够未雨绸缪，把疾病扼杀在摇篮之中，深得人们的信任和爱戴。

佳睿 就好像故事中所说的扁鹊的大哥那样的医生吧？

许少雄 就是这样的形象。可惜这些医生大多数被招到皇宫当御医去了，民间并不多见。孙思邈可能是个例外。

佳睿 另外三个等级的医生呢？

许少雄 疾医，相当于现在的内科医生，地位也还不错；疡医就是外科大夫了，做手术的，可以看得出，其实中医也有外科手术的，而且水平还相当不错，比如《三国演义》中华佗为关云长刮骨疗毒在民间被传为千古佳话。只是后来中医的外科手术没有得到发扬光大，这可能跟华佗的《青囊经》没有流传下来有关系吧。

佳睿 这是很可惜的一件事情。

许少雄 在《黄帝内经》里面有这样的一段经文："毒药攻邪，五谷为养，五畜为益，五果为助，五菜为充，气味合而服之，以补精益气。"因为药都带有比较大的偏性，中医认为，偏性就是毒性，所以药是有毒性的，是用来攻邪的。而攻邪就有可能会伤及无辜，伤害到身体的另外部分，所以不可以随便使用，必须使用的时候就要君臣佐使来配伍才能把药效发挥到最好，同时把伤害减到最小。更好的办法是用食物来进行调治。我们可以用五谷来补养五脏，用五畜来补益身体，水果和蔬菜可以作为主食的补充，用以帮助谷类和肉类食物的消化、吸收和利用。

佳睿 古人太有智慧了，几句话就把所有食物都包括了，而且还很均衡科学。

许少雄 我们运用食物来调养或调理身体，纠正身体的比较小幅度的偏差，这和中医师的治病道理是一样的，同样必须在中医理论的指导下进行。中医学讲究理、法、方、药，中医营养学同样讲究理、法、方、食。

佳睿 事实上药食同源。

许少雄 中医的疾病定位，为主的是功能定位，而结构定位为辅，而西医则以结构定位为主。举个例子，就一个咳嗽，西医的定位很简单，就是肺部发生的问题嘛，治疗肺就可以了，这种治疗效果经常不尽如人意，因为问题的实质大部分都不在结构位置上，而且问题的根源如果还在，就算咳嗽的问题被控制住了，也会不断反复，所以西医有治标的说法。而中医的功能定位就不一样了，中医认为，咳有可能是痰热壅肺引起的，也可能是寒水射肺引起的，而且，五脏皆令人咳。

肝咳，这是肝木侮金，就是木反克金的表现；肾咳，是肾水无法上承，冷却不了心火，导致了火刑金；脾咳，则是土不生金，子虚母病。只有找到问题的根源，也就是病机病因，才有可能彻底把问题处理好，这是治本的思路。

佳睿 以前我就觉得奇怪，每次咳嗽去找中医师看，好像每次开的方子都不一样，但差不多每次的效果都不错，可是如果去找西医看，几乎每次的药都差不多，效果却不一定好，原来问题在这里。

许少雄 这就是为什么会有"千人千方"的说法，就算同一个人，每次生病，哪怕症状看起来都一样，可是原因不同，治法也不同。这个治法，就是根据病因病机而定的。中医学有这样的说法：方以药成，方从法出，以法统方，法随证立。我们经常说一个词——"方法"，应该就是从这里引申出来的。

佳睿 请解释一下。

许少雄 方以药成，就是说，每一个方剂都是由若干的药物组成的，依据什么来决定由这么些药物组成呢？因为这个方剂是由治法决定的，这就是方从法出，以法统方；而这个治法又是根据症候来确立的，症候的本质就是病因病机了。

佳睿 思路非常的严密。

许少雄 我们经常听说中医是辨证施治的，怎么辨证呢？首先，当然是信息的采集了，中医师必须有足够的信息来分析判断疾病的性质、机理、原因，乃至于疾病的位置，他们通过望闻问切的手段，来获得一组的症状，比如望脸部的气色变化，舌头的质地，舌苔的厚薄颜色，身体的各种外在表现，听患者说话的声音，中气的强弱，有无痰音，等等，如果闻诊厉害，可以根据患者的说话声音中的角徵宫商羽五音中哪一音的缺失变化，判断出疾病所在，这个诊断方法现在懂的人好像不多了。问是通过询问患者或者家属一系列的问题，来辅助进行判断；切就是切脉，通过寸口脉来寻找内在脏腑气血强弱变化的信号，对疾病进行诊断。

佳睿　中医的脉诊总是透着一种神秘感，让人觉得非常神奇，电影中，还有通过一根丝线来诊脉的情节。

许少雄　这可能有点艺术化了，如果单凭把脉就能把病分析清楚，就不需要四诊合参了，而且中医用神圣工巧来分别诊断的水平，望而知之谓之神，看一眼就能看出病来，这才是神医，而需要通过切脉才能确定疾病，这是"巧医"。现在的中医师把脉，更多的是把脉诊的结果和前面的望闻问的结果互相参照，看看是否能对得上号。

佳睿　只要你学会了，就不会觉得太神奇了，是这个意思吧？

许少雄　对。有了诊断的信息，接下来的分析才是辨证的过程。如果所有的信息都能指向同一个地方，那么，这个地方就是问题的本质所在，治疗就是针对这个地方展开的。中医的辨证有八纲辨证、六经辨证、营卫辨证、三焦辨证、脏腑辨证等等不同的辨证体系，这是因为中医有多种不同的功能定位模型。根据不同的病机病因，中医就有了各种不同治病的方法。

佳睿　太专业了，有点复杂了。

许少雄　我们一般的听众朋友，只需要大概了解一下这里面的来龙去脉就可以了，要搞明白这些东西，需要有一个比较长的学习过程，不可能在我们的节目里面把这个过程完成的。只是，我们讲中医营养学，想要好好地调理好身体，就不能稀里糊涂的，知其然而不知其所以然，所以需要浅层次地了解一下。下面我们简单讲一下跟我们的调理比较相关的话题吧。

佳睿 这样大家听起来会比较轻松些。

许少雄 八纲辨证是经常被提到的，八纲就是阴阳、寒热、表里、虚实。判断身体的问题，必须明了这八个因素。首先，我们必须知道身体的阴阳情况，是阴虚了，还是阳亢了；是处在热的状态，还是寒的状态；问题在体表，还是在内里；是属于虚证，还是实证。根据这八个因素，中医制定了治病八法："汗、吐、下、和、温、清、消、补"。寒则热之，温法；热则寒之，清法；虚则补之，补法；实则泄之，汗、吐、下、消；寒热不和，阴阳不和，表里不和，则用和法。这些可以算是方向性的治疗方法，还不是具体的。在这些方法的上面，还有更高层面的方法，应该算是原则性的方法了，这是不管什么样的疾病，都必须遵循的方法。

佳睿 那是什么原则呢？

许少雄 比如扶正祛邪，平调阴阳，调整气血津液，知规权变，三因原则等。所有调理也好，治疗也好，都必须在不违反这些大原则的基础上来进行。

佳睿 难怪大家会觉得中药比较没有副作用，原来并不是这样的，而是中医更注重整体，不能杀敌一千，自损八百。

许少雄 你这个总结太中肯了！坚决不能做这种"杀敌一千，自损八百"的事情。我们中医营养学更侧重在治未病，或者已病，但病在功能层面，还没有伤及脏腑本体，所以更要注重整体的调整。就算病得比较严重，但经过治疗后，在康复期，也还需要中医营养的调理，才能真正有助于康复。

佳睿 有了前面的知识基础，扶正祛邪，平调阴阳，调整气血津液，这些大家大概能听明白，知规权变和三因原则是什么意思？

许少雄 知规权变的意思就是我们要懂得原则性的东西，但又不能死搬硬套，要灵活机动，便宜行事，按照实际的情况处理问题；三因原则是因时、因地、因人，不能千篇一律。

佳睿 嗯，这两个的意思差不多。

许少雄 扶正才能祛邪，调和阴阳，调整气血津液，这些原则性的做法都旨在让身体处于小幅度的动态平衡当中。养好后天之本的脾，让身体能够源源不断地得到补充，才有可能达到健康的目的。

佳睿 我们已经不止一次地谈到健脾了，可能以后还会不断提到，可见，你对脾胃的重视程度超过了其他部分。

许少雄 我们一日三餐的所有饮食，全部要经过脾胃的处理，而脾胃又是人体最先衰老的脏腑，历代医家也一样高度重视。仔细研读古代、现代任何一个完整的医案，都可以发现，里面少不了对脾胃功能的调整，如果脾胃出了问题，连药都接受不了，还怎么谈得上治病？

佳睿 所以我们再怎么强调，都不过分。

许少雄 对。脾被称为后天之本，意思是人出生之后，就靠食物提供我们生命的给养，来支持我们的成长发育，以及日常消耗。脾的运化功能，就是把食物中的营养物质，中医称为水谷精微物质，化生为身体需要的基本物质——气、血、津液等，并运送到全身。而先天之本的肾所带给我们的肾气是固定的，并且在一生中被慢慢消耗，消耗完的时候，人的一生就结束了。如果没有脾的运化作用，先天肾气很快就被耗光了。所以中医理论认为：脾居中州，"养五脏而灌四旁"，"四季脾旺不受邪"。

佳睿 千万别跟脾胃开玩笑。

许少雄 是啊，《黄帝内经》中说道："脾胃者，仓廪之官，五味出焉。"脾胃是我们的粮草官，兵马未动，粮草先行，这是个要害部门，古代打仗，经常派兵焚烧对方的粮仓，或者半道截取对方的补给，对方一下就不战自乱了。我们吃东西进去，先到了胃，胃是个大的容器，用来粉碎食物的，中医把这过程叫做"腐熟五谷"，把食物变成食糜，然后小肠负责筛选，把精华物质吸收了，把糟粕往大肠传导。精华物质吸收了之后，西医的说法是通过门静脉，进入肝脏，肝脏是个化工厂，进行解毒排毒，并且把营养进行重新组合，然后进入血液系统，营养全身。中医认为，小肠吸收了营养精华之后，由脾化生为气、血、津液，并流转全身，脾除了能"化"，还能运，所以我们说，脾是我们身体里面庞大的物流系统，把气血输送到身体需要的地方去。如果脾的功能低下，胃的压力就很大了，就好像流水线作业，后面的工序有障碍了，前面的工序就无法操作了一样。被吸收的物质要么又排出体外，白白浪费了，要么开始在腹部堆积，出现将军肚、肥胖症。

我们经常看到一些人食欲很好，吃得很多，可是怎么也长不上肉，而另外一些人，好像喝开水也发胖，其实都是脾虚或脾受湿邪困阻，让脾的运化失权，从而出现了两个极端。

佳睿　以前很难理解这个现象，听你这么一解释，一下子就明白了。

许少雄　我们现在知道了脾胃的重要性了，居中央，养五脏而灌四旁。无论是无病之人的养身健体，还是老年人的补益延年，或者对于孩子们的增长体智，妇女们的养育胎产，还有疾病中的膳食调治，都首先注重用食物调养脾胃之气。《本草纲目》中收录的谷类、果类、菜类有三百多种，各种肉类，包括水产类达四百多种。这些当中很多就是用来养脾胃的。调养脾胃的食物在制作形式上，有很多是羹、汤、粥、煎、汁、饮、酒等，这些形式更有利于脾胃的消化吸收和利用。可以说，只有先把脾胃伺候好了，才能更好地调整其他的东方肝、南方心、西方肺、北方肾，以及胆、大肠、小肠、三焦、膀胱。这是饮食当中的阴阳五行的最好的贯彻。

佳睿　你准备跟大家谈谈具体的养脾胃的食谱吗？

许少雄　这是咱们这期节目的重点。养脾胃，鸡肉是必须要考虑的。鸡肉味甘性温，能温中益气，补虚填精，健脾胃，活血脉。这里有一道蒸鸡可以推荐给大家。用饲养半年左右的土鸡一只，杀好洗干净以后，切小块，放点姜汁、固本酒、地瓜粉、盐，先腌渍一会儿；草菇 100 克，洗干净以后用沸水焯一下，和鸡肉一起放在盆中，蒸到鸡肉烂熟就可以吃了。（第 294 页）

佳睿 很容易做，味道应该非常不错。

许少雄 回去的时候可以试一下。草菇能补脾益气，和鸡肉一起相得益彰。

佳睿 腌渍鸡肉的时候你为什么要加入固本酒而不是一般的料酒呢？

许少雄 固本酒中有玉竹、香橼、肉桂、香薷、佛手、桂圆肉等成分。玉竹能养胃阴，清胃热，主治燥伤胃阴，口干舌燥，食欲不振；香橼理气，舒郁，消痰，利膈，治胃痛胀满，呕哕少食；佛手舒肝理气，和胃止痛，用于肝胃气滞，胸胁胀痛，胃脘痞满，食少呕吐；香薷行水散湿，温胃调中；虽然做成药酒，含量不多，但有时候只要起到画龙点睛的作用就可以了。固本固本，顾名思义，培元固本，传统的固本酒以固护肾气为主，配方来源于《摄生众妙方》《医便》《丹溪心法附余》，主要由生地黄、熟地黄、麦冬、天冬、人参、枸杞等药材组成。而厦门生产的固本酒的完整配方一直没有找到，只知道含有我们上面说的那些药材，不过，反倒更适合我们拿来当调料。

佳睿 这不会也有爱屋及乌的意思吧？

许少雄 怎么理解是你的事情，还是继续讲我们的调养食物吧。鸡和西红柿一起炒也是个理想的健脾养胃菜。

佳睿 这个做法倒是不常见。

许少雄 把鸡切成小块，先用水焯一下；西红柿、洋葱、青椒切成丁；葱头切细，先爆锅，然后放入鸡块，加一点西红柿酱、固本酒、酱油一起爆炒一会儿，等上色了，倒点开水，把鸡肉先焖熟，收汁，然后加入西红柿、洋葱、青椒，拌炒到都熟了，加点盐调味就可以装盘了。西红柿能健胃消食，清热解毒，生津止渴；洋葱性温，味辛甘，有祛痰、利尿、健胃润肠、解毒杀虫等功效；青椒能温中下气、散寒除湿。

佳睿　这样搭配着吃也很合理，方方面面都照顾到了。我的朋友当中有些人经常会出现肚子胀，不消化，食欲下降的现象，有没有什么办法可以预防一下？

许少雄　这很多是因为中焦气滞，脾失健运造成的，用陈皮粥或者陈皮普洱茶来调理一下就可以了。把陈皮用粉碎机打成细末，用粳米煮粥，等粥快熟的时候把陈皮末撒到粥里，再煮几分钟就可以吃了，连续吃个三五天。陈皮普洱茶更简单，把整片的陈皮和普洱茶一起泡水喝。陈皮有理气和胃健脾的作用，粳米养胃气，普洱茶性温暖胃，能消食去腻，益气生津，利水通便。

佳睿　平时用来健脾养胃的粥有什么推荐的？

许少雄　我觉得用猪肚来煮大米加小米粥最合适不过了。

佳睿　猪肚很不容易洗干净，所以很多人不太愿意自己买回来煮。

许少雄　只要一点点技巧，就不会觉得难了。先在猪肚上倒点花生油，双手搓一会儿，用清水冲一下，换地瓜粉继续搓，很快就干净了，把另外一面翻过来，如法炮制。自己做的应该比较放心。

佳睿　这倒是，外面做的估计不会这么用心。

许少雄　猪肚洗好了以后，一般整个一顿是吃不完的，所以先把猪肚用高压锅压个二十分钟，然后分割成几块，暂时不吃的放冰箱里速冻，下次取用就很方便了。

佳睿 这个粥应该也是正常煮法吧？

许少雄 是，粳米和小米各一半，猪肚切小丁，或者根据每个人的喜好习惯来切，然后一起煮成粥，加点盐，放点芫荽，撒点胡椒粉，就可以吃了。

佳睿 一听就非常暖胃的。

许少雄 粳米养胃气，小米健脾，猪肚补虚，芫荽开积醒脾，消食下气，胡椒温胃，这道粥每周吃两到三次就很见功效了。

佳睿 买一个猪肚就能吃两周，省事。

许少雄 对于身体比较羸弱的人来说，平时要经常吃些开胃益气，养血填精的食物，黄鱼羹是可以选择的。

佳睿 用黄花鱼吗？基本买不到野生的了。

许少雄 对，养殖的也行，先把鱼宰杀好，蒸熟，把鱼骨剔干净，鱼肉备用；黄花菜泡发好，打成结备用；在锅里加点油，姜片、葱头爆锅后倒入冷水，加入黄花菜，烧开，把鱼肉倒进锅里，再烧开后加点芡汁调匀，撒进芫荽，稍煮一下，加盐调味就可以了。

佳睿 我记得菠萝对健脾胃好像也有帮助？

许少雄 菠萝确实有健胃消食，补脾止泻，清胃解渴的功效，你吃过菠萝鸭吗？

佳睿 吃过，是一个很地道的广东菜。

许少雄 鸭肉性味甘、寒，入肺胃肾经，有滋阴、养胃、补肾、除痨热骨蒸、消水肿、止热痢、止咳化痰等作用。肠胃有热的人比较适合吃鸭肉，一般体质虚弱，食欲不振，大便干燥和水肿的人吃鸭肉更为有益。鸭肉配上菠萝、生姜来炒，寒凉性可以得到平衡，大部分的人就都可以吃了，现在我们的目的是健脾养胃，所以我们可以在菠萝鸭的基础上，再加芒果，变成菠萝芒果鸭，更见功效。

佳睿　可是芒果肉比较软，一碰就烂，没法下锅去炒吧？

许少雄　我们用的不是全熟的芒果，而是半熟的芒果，切下来有点生木瓜的感觉。

佳睿　你什么时候把这道加味菠萝鸭做给我们尝一下？

许少雄　这个容易，等会儿下了节目就可以实现。我们讲健脾养胃，有一个东西是千万不能忽略的。

佳睿　这么重要？我们一直没有讲到过吗？

许少雄　好像没有，就是猪脾。

佳睿　以脏养脏，以形补形。猪脾是很便宜的食材，怎么吃比较好呢？

许少雄　可以配上一些根茎类蔬菜直接炒来吃，也可以炖汤来吃，一般情况下，都会做成药膳汤的。

佳睿　我印象里面，好像是小孩不吃饭，会炖点猪脾汤来吃。

许少雄　正常的人群其实也应该定时或不定时地吃点，我们可以加点石橄榄或青橄榄来炖，也可以加入麦芽、山药、白术、黄芪等物，隔水蒸。

佳睿　有人觉得猪脾的腥味很重，所以不太愿意去吃它。

许少雄　如果从养护自身的角度出发，大多数的人是可以接受的。

而且猪脾只要用姜爆炒过，那腥味基本可以去掉。

佳睿 我们讲了这么多的关于健脾养胃的话题，应该暂时告一个段落了。

许少雄 养好了脾胃，就可以更好地养五脏，灌四旁，让身体的阴阳平衡，五行平衡，更健康。

第五节 子虚补母，母实泄子

佳睿 我们已经用了很多的时间来讲健脾的重要性。

许少雄 是的，一年四季都需要健脾。身体的很多问题，最后都会牵涉到脾的问题，比如慢性鼻炎、慢性咽炎，是不是很常见的慢性疾病？可是你见过有几个人通过医院的治疗能够痊愈的？很少吧？这是为什么呢？

佳睿 是啊，这是为什么呢？

许少雄 鼻炎，咽炎，看起来都是肺系统的问题，肺在五行属金，而脾属土，土生金，也就是说，脾是肺的母亲。中医学认为，母虚子必虚，母亲虚弱了，儿子好不到哪里去，所以看起来是肺系的问题，其实根源在于脾，如果只是治疗鼻炎、咽炎，那是治标，中医师却会进行标本兼治，这样就有可能取得更好的效果，甚至完全有可能断根。

佳睿 也就是彻底治愈，不容易复发。

许少雄 很多肝的问题，其实也涉及脾的问题。明代的大医师张景岳说过："见肝之病，知肝传脾，必先实脾"。就是说，肝出现问题了，大部分会影响到脾，所以治肝病，必须要先健脾，养护好脾，肝病就好办多了。现在是不是很多的肝病也只能靠药物来控制？搞得病程很长，病人很痛苦，生活上非常不方便，还怕被人知道，因为大多数的人对肝病都避之唯恐不及的，所以如果被人知道患了肝病，会被孤立，而这种"孤立"，又会让人郁郁寡欢，加重病情。实践中我们发现，好好地调理一下脾胃，有着非常重要的意义，哪怕是作为辅助治疗，都有特别的效果。

佳睿 所以身体的问题，我们不能只看表象，这个地方不好了，我就治这个地方，这就是只治标没有治本了。我们不能头痛医头，脚痛医脚。要了解事物的表象背后是什么原因，才不会反复出现同样的问题，缠绵不去。

许少雄 为什么现在会有这么多的慢性病？就是因为只治标不治本，治本了，很好地痊愈了，哪里还会有慢性病的存在呢？除非由于身体的衰老导致脏腑功能普遍下降，这是不可能调回十八岁的。很多人以为中医只会不痛不痒地调理一些小问题，其实这是个错误的看法，如果你以前的经验是这样的，那只能说你碰到的中医师有问题，不代表中医学本身有问题。

佳睿 在实践当中你们已经摸索出了很好的经验了，应该好好地推广一下。

许少雄 是啊，只要能让更多的人受益，能帮助更多的人解除一部分痛苦，我们一定会不遗余力的。

佳睿 我要代表听众朋友们感谢你啊！

许少雄 客气啦，其实作为营养师，当看到调理起到了应有的作用，这种欣慰的感觉，是很难用语言来描述的。上次我的同事跟我一起为一位接受过肝血管瘤手术的老阿姨做康复调理。她有一个比较严重的问题，就是睡眠很差，一方面难以入睡，一方面很容易醒，醒来以后更难入眠了，一天大概只能睡两三个小时，自己感觉苦不堪言，只好靠安眠药。可是她也很清楚，安眠药有很强的副作用，实在不想过多地吃，就寄希望于我们，帮助调理解决。

佳睿 这是个难题吧？我知道很多人的睡眠都很差，好像现代医学对这个问题，除了给点安眠药，实在无能为力。

许少雄 是啊，因为睡眠质量差，失眠、多梦等问题，导致的原因很多，必须进行全面的分析，只有真正找到原因，才有可能解决。这位阿姨的问题在于，手术虽然做过了，但还是担心，是良性的呢还是恶性的？会不会复发？有没有扩散？心理压力非常大，加上肝被切掉一大块，已经损伤了肝阴，而肝是藏血的脏腑，如果肝藏不住血，木不能生火，也就是血不能濡养心神，自然就会心神不宁，睡眠不好了；另外一方面，过思伤脾，想着自己的病能不能好呢？越想越担心，脾的运化功能失调了，身体的气血化生无源，也使心无法安宁。所以我们给了一些很平和的，能够养心安神的食物，还有健脾的食物，以及一些药食同源的食材，比如白扁豆莲子猪肚汤、甘麦大枣茶、四神汤等，一段时间之后，情况有了很明显的好转，看到阿姨的脸色开始红润起来，我和同事们都由衷的高兴。

佳睿 很大的功德啊！

许少雄 所以你看，阴阳五行不光是个理论，它对于临床调理有着非常好的指导作用，关键是要运用得好。

佳睿 我觉得实践太重要了，只有实践了，才能知道哪些东西是对的，哪些是错的。

许少雄 是啊，只有实践了，讲课才会有底气，因为你做过，知道这样做是有效果的。

佳睿 如果方便的话，你还是多跟大家讲讲一些实际的案例吧，这是最有启发作用的。

许少雄 好的。几年前我碰到过一位男士，大三阳（指乙型肝炎表面抗原、e抗原和核抗原阳性），脂肪肝，经常喝酒，经常熬夜。他的火气非常大，舌头整个是红的，舌苔很少，口气很重，靠近了说话你会觉得很不舒服。因为病程很长了，在他前面的治疗期间，该吃的不该吃的药都吃了，好像没有太大的好转，所以改用食疗试试。记得我们当时给他的建议食谱以滋肝阴，降肝火为主，比如三肝炒三瓜。

佳睿 三肝炒三瓜？这个菜名好像在哪里听过。

许少雄 应该是我们在节目中讲过，因为八大菜系中似乎没有这道菜，用三种瓜比如黄瓜、苦瓜、葫芦瓜来炒三种动物的肝，如猪肝、鸡肝、鸭肝，做得好，非常好吃。当时还给了菊花蒸鲈鱼、紫菜鱼片汤、枸杞叶瘦肉汤等，同时还兼顾健脾，用了四神猪脾汤、薄荷鲫鱼汤等，但效果不佳。后来改变了一下思路，肝木亏虚，用滋水涵木的方法，用了一些补肾阴的方法，结果，很快就起效了。子虚补母的方法在临床上是很常用的，如果判断正确，使用得当，还真是效如桴鼓。

佳睿 你们是不是已经创出了很多新的菜肴？

许少雄 确实有不少，食材看着很普通，就是我们日常的食材，但关键在组合搭配，因为是在中医理论指导下来运用食物，所以这些菜肴本身就带有了一定的功效。我们曾经尝试着给一批高中生做食疗，每周的菜谱由我们来拟定，同时我们请了一个做菜手艺还不错的阿姨来操刀。愿意参加的学生大都身体有点问题，要么瘦弱，要么肥胖，要么肠胃有问题，要么肝肾有问题。我们很认真地给他们做健康档案，针对他们不同的体质进行配餐，采用分餐制。记得有位同学，以前每个月都要到医院静脉滴注一两次，有位同学只吃菜不吃饭，还有位同学食欲倒是不错，可就是不长肉。一个学期后，这些同学的体质都有了不同程度的改变，静脉滴注的几乎不用打了，不长肉的也长了两三斤。

佳睿 最高兴的应该是家长了。

许少雄 是啊，那一年高考结束，大部分的学生的成绩都不错。

佳睿 肯定的，身体好了，学习自然轻松许多。

许少雄 印象很深的是，那些家长们约好了，一起来感谢我们，那场面，如果你在场，应该也会被感动的。

佳睿 自豪之感，油然而生啊！

许少雄 后来我查看了所有食谱，一开始的时候由于学生的身体存在不同程度的偏差，所以他们的食物比较个性化，这些菜肴很多都采用了子虚补母，母实泄子的方法。后来身体逐步回到正常的轨道上来了，我们的食物更多采用的是均衡的法则。事实证明，日常三餐做得好，做得科学，对孩子的成长是大有好处的。

佳睿　收音机前的听众朋友，如果家里有小朋友的，听了这些都会很受鼓舞，特别向往的，因为现在孩子的饮食问题让很多家长大为头痛，他们一定很想知道你们到底是怎么做的，你可别藏着掖着。

许少雄　你也很想知道对吧？其实这些方法，对于成年人来说，也一样实用。很多人成天想给自己补补，可就是不知道从哪里补起；有些人觉得自己火气太大了，想给自己清一清，可是也不知道从何做起。前面我们讲了很多健脾的事情，有时候，脾虚了，直接健脾还不一定能达到效果，这时候，我们来个迂回，来个"曲线救国"，效果反而不错。

佳睿　你是怎么迂回的？

许少雄　补火生土。

佳睿　补心气来健脾，听起来就很妙。

许少雄　你听说过"苦尽甘来"吗？

佳睿　一般是用来形容不畏艰险，吃尽苦头，不懈努力，充满激情，吃苦耐劳，最后功夫不负有心人，愿望实现。

许少雄　现在我们把它用在中医营养学中，苦味入心经，补心气，泄心火，心气足了，就有健脾的效果了。

佳睿　具体做法呢？

许少雄　猪心是个理想的食材，我们经常用猪心炖田七、猪心炖山药、猪心炖茯苓神，根据不同的体质来决定。

佳睿 现在很多人高胆固醇，所以一听说吃动物内脏，都有点退避三舍，猪心一直被认为是高胆固醇的食物，恐怕有些人不敢问津。

许少雄 现代营养学得到普及，这是一件大好事，但在传播的过程中可能被一些有心人利用了，变成了专门为销售某些产品鸣锣开道的工具。有些东西在传播的过程中，被一些人有意无意地断章取义，或者曲解，这是个很遗憾的事情。大众没有更多的专业知识，没有办法进行分辨，如果有些不正确的说法被说的次数多了，大家就会信以为真，甚至奉为圭臬，胆固醇就是其中的一个例子。

佳睿 可是猪心真的含有比较高的胆固醇吧？

许少雄 你查一下食物成分表，每100克的猪心含有的胆固醇是150毫克左右，扣掉我们在消化吸收过程中的损耗，以及身体的吸收率，其实真正能被身体利用的微乎其微。想通过吃猪心吃到让体内的胆固醇高起来，恐怕每天要吃几十个猪心，而且要连续保持一段时间才能做到。

佳睿 很多人听你这么说，心里肯定会问："真的吗？"

许少雄 我们不能被这个问题所困惑，我们反过来思考：身体里面的胆固醇是干什么用的？胆固醇的来源是什么？胆固醇是怎么高起来的？胆固醇是我们的敌人吗？

佳睿 反过来思考，可能更容易解开心里的疑惑。

许少雄 胆固醇是我们的大脑、神经以及各组织细胞都需要的营养素，也是胆汁里面的主要成分之一，胆汁是用来帮助消化的，只要我们吃了油，就得靠胆固醇来把油变成小分子的物质，这样才能被身体吸收。在20世纪六七十年代，那时候油是很珍贵的，是按配额供应的，所以当时的人吃的油很有限，那时候根本就没有高胆固醇这一说。现在买油方便了，价格便宜了，大家却忘了节制。

佳睿　说实在话，食物里面用的油少了，还真不好吃。大家的味蕾都被宠坏了。

许少雄　主要的问题是，大家还没有意识到过量吃油会带来什么样的危害。大家的目光只懂得盯着地沟油。地沟油当然不好，但是，地沟油还是有优点的。

佳睿　这说法倒是新鲜。

许少雄　地沟油的最大优点是：香。你想想，那么多种的油，而且是经过煎炸烹炒过的，集合在一起，再经过提炼加工，肯定香。有些菜肴，比如水煮活鱼，如果不下地沟油，可能还真做不出那种香味来。

佳睿　下次打死了也不再吃水煮活鱼了。

许少雄　也不用如此偏激，我并没有说所有的水煮活鱼都用地沟油，大部分的餐馆还是有底线的，这个你可以放心。现在很多人在做咨询的时候很自豪地告诉我，他们家用的是橄榄油，是山茶油。这些油当然质量很好，但是，你知道我们的营养学会给《中国居民的膳食指南》中规定的每个人每天的食用油的用量是多少吗？25克，半两，分成三餐，每餐其实就那么一丁点，只要你超过这个用油量，其实你吃橄榄油和吃地沟油已经没什么区别了。

佳睿 你这说法太恐怖了吧？

许少雄 或许我应该这样说：吃过量的橄榄油，无异于吃地沟油。当然，我不是让大家去吃地沟油，我只是强调大家一定要限油，这样说可能大家印象会更深刻一些，很快就能记住。问题是，我们每天到底吃了多少油呢？恐怕一顿饭下来都不止半两，还没算上所吃的肉类鱼类里面所含的油呢。

佳睿 这是一个很现实的问题。

许少雄 有一个问题困惑我很久：有些过来找我们做咨询的人，是长期的素食者，他们从来不吃荤食的，更不用说吃动物内脏了，可是他们照样高胆固醇，照样脂肪肝。

佳睿 我知道了，是过量的食用油。身体为了消化大量的油，制造了更大量的胆固醇。素菜如果不多放点油，是很不好吃的，过量的油是罪魁祸首。

许少雄 现在，大家还在为一个猪心的事情纠结吗？一般情况下，一个人根本吃不下一整个猪心的，所以如果炖猪心汤，一个人只需吃1/3 个至 1/5 个就够了。

佳睿 补火生土，还有其他的方案吗？

许少雄 当然，西红柿炒蛋可以算一个，胡萝卜炖牛肉也可以。普通的小麦养心气是绝佳的食物。

佳睿 吃面包馒头可以吗？反正是小麦粉做的。

许少雄 这里有个问题，就是这些精制面粉里面是不含小麦胚芽的，而且没有麦麸。我们吃这些果实、种子，很重要的是吃它的生命力，而生命力更多地集中在胚芽。相对于小麦本身来说，小麦胚芽跟大米胚芽一样，是很值钱的东西，剥离了可以另外卖高价，所以面粉里面几乎没有含胚芽，这个面粉做出来的食物，补养心气的效果就不能尽如人意了。

佳睿　你觉得小麦怎么吃比较理想？

许少雄　我们提倡吃杂粮粥，就是在正常的粥饭中加进一种杂粮，小麦也是其中之一的杂粮呀，我们经常这样吃的，口感还是很不错的，有嚼劲。小麦也可以和红枣一起加在肉类食材中煲汤吃，效果也不错，甚至，光小麦和红枣煮水来喝都可以。

佳睿　自己请人把小麦碾成粉，做成各种糕点应该也可以的。

许少雄　是，包括大麦，也可以这么做。现在很多人重视补肾，这种重视是好的，可惜，大家都只寄希望于一些速成的药物，更愿意相信一些所谓补肾的保健品，却常没能达到预期的结果。补养肺阴，使金能生水，也能达到补肾的效果。

佳睿　哪些食物能促进肺金生水？

许少雄　洋葱、白萝卜、茭白、油菜、紫菜、柿饼、白果、猪肺、香橼等。把山药、核桃仁打成粉，把柿饼切碎，拌在山药核桃粉中，做成各种可爱的形状，一起蒸熟来吃，可以达到一举多得的效果。在闽南地区，大家喜欢吃猪肺，厦门的沙茶面、泉州的面线糊，都可以选择加猪肺，猪肺补肺阴，功效相当的不错。

佳睿　可是猪肺清洗起来好像比洗猪肚还要麻烦。

许少雄　会了就不难了。把猪肺上的气管接在水龙头上，用绳子绑紧，打开水龙头使劲冲，猪肺会迅速膨大，用牙签在猪肺上戳些小眼，让水流出来，大约半小时，猪肺就变得雪白了，然后把猪肺放在一个盆子里，加水烧开，改中火继续烧，把气管拿到盆子外面，把里面的一些泡沫烧出来，这样，猪肺就彻底干净了。你吃过闽南的猪肺杂菜汤吗？猪肺切片，和芋头、花菜、鸽蛋或者鹌鹑蛋、瘦肉或者猪肚、豆腐、莴笋、蒜等食材一起，加大骨汤慢慢煲，等到一锅汤端出来，浓香四溢，让人馋涎欲滴。这个也是补金生水的好办法。(第284页)

佳睿　我们在讲子虚补母的时候，几乎没有用到一些人们心目中的大补的药，这个力度够吗？

许少雄　真正的补，就是在日常的三餐饮食当中，这个有了保证，身体的"本"就有了保证。那些大补的药材，是在身体出现大偏差的时候来急补的，平时也只是偶尔用一下。如果说补虚是扶正，那么泄实就是祛邪了。外部的风寒暑湿燥火六气，内在的喜怒忧思悲恐惊七情，经常会对我们的身体产生一定的影响，当外邪侵袭人体，或者内伤困扰人体，造成内部功能的紊乱或者亢进，就会使人生病，这个我们前面已经讲过。中医称这种问题叫邪气实，也叫"实证"，如果这时候还伴随着正气虚弱的表现，就称为"虚实错杂"。

佳睿　在我们调理的范围内，应该是邪气实还没有实到很严重的程度吧。

许少雄　是这样的，比如积食导致胃火大，而胃火蒸腾又影响了肺的正常宣发肃降功能；经常熬夜，肝火上炎；脾气虚，难以运化水湿，造成大便稀溏；肾阳弱，不能化气行水，而导致膀胱气化失司，开合不利，水液内停，形成水肿。这些都是常见的问题，我们就可以用母实泄子的办法来调理。

佳睿 胃火大，有时候还会伴随着口腔溃疡的出现呢，我就有过这样的经历，怎么喷西瓜霜都没用。

许少雄 这时候，一边消食导积，一边清胃火，还要一边把肺火给清理一下，才能功德圆满。我们可以用麦芽、山楂加上蚕沙、陈皮、枇杷花一起泡水喝，麦芽、山楂消食积，蚕沙清胃火，陈皮降胃气，枇杷花止渴下气，祛焦热润肺，同时再吃点白萝卜、白木耳、大白菜、芹菜、菠菜、冬笋、香蕉、梨、苹果、百合、杨桃、枇杷等，效果就更好了。

佳睿 需要一口气吃这么多东西吗？

许少雄 是我没有说清楚，列出这些是让大家选择的，原则是按季节变化，选择当季的食物，这其中选出两三样来就行了。

佳睿 刚参加工作那几年，身体的状态很好，经常加班熬夜，基本都能扛得住，现在好像没那么猛了，一熬夜，虚火就上来。

许少雄 现在很多年轻人，好像更不经扛，晚上还喜欢玩电脑、手机，经常弄得心浮气躁，心旌摇荡，虚火上炎，口干舌燥。这一方面要疏泄肝火，一方面也要泄心火，双管齐下，才能收全功。

佳睿 给一点建议吧。

许少雄 苦丁茶、莲子芯用来降心火是很理想的，只需要泡水来喝就行了，结合蒲公英、葛花泡水当茶喝，再吃点滋补肝阴的食物，比如清炒马齿苋、苦笋小肠汤、苦菜排骨汤、茄子煲，一般就可以解

决问题了。(第 292 页)

第六节　物无美恶，过则为灾

佳睿　好像从我们的节目一开始，你就跟听众朋友们谈到一个很重要的概念，这就是：物无美恶，过则为灾。一些误区，常常导致人们无法遵循这样一个原则。因此带来的健康问题越来越多了。

许少雄　你知道"物无美恶，过则为灾"的出处吗？

佳睿　这个还真没研究过，不是中医学里面的吗？

许少雄　原来还真不是，这是辛弃疾的一首词《沁园春·将止酒戒酒杯使勿近》里面的名句：杯汝来前！老子今朝，点检形骸。甚长年抱渴，咽如焦釜；于今喜睡，气似奔雷。汝说"刘伶，古今达者，醉后何妨死便埋"。浑如此，叹汝于知己，真少恩哉！更凭歌舞为媒。算合作人间鸩毒猜。况怨无小大，生于所爱；物无美恶，过则为灾。与汝成言，勿留亟退，吾力犹能肆汝杯。杯再拜，道"麾之即去，招则须来"。这里面最脍炙人口两句就是"怨无小大，生于所爱；物无美恶，过则为灾"。

佳睿　明白了，这是后来的中医养生家们从这首词里借鉴了过来的。就像你以前讲过陆游的诗句"瓶花力尽无风堕，炉火灰深到晓温"，也成了养生的名言。

许少雄　从这里你就可以了解中医学、中医养生学、中医营养学为什么博大精深了，这是因为善于学习才能如此啊。海纳百川，有容乃大，那是海把自己放在最低的位置上。我记得清末民初的大医家张锡纯，就是个很会学习的人，甚至学贯中西，从西医药中总结出了很多有用的东西，还写出了《医学衷中参西录》。

佳睿　这个书名很有意思。

许少雄　中为体，洋为用，中医学是我们的根本，所以要"衷中"，但西医中有很多东西是可取的，为什么不拿来为我所用呢？所以要"参西"。有这样一个观点认为，中医，之所以被称为中医，并不仅仅是中国的传统医学，实际上，它更深层次的含义则是"中和"的医学，它是一种追求"阴阳"平和的医学。《黄帝内经》中称健康的人为"平人"了，生命伊始，人就是阴阳平和的，只是后天的各种因素的影响，才逐渐失去了这份平和。但是，如果我们学习养生，还是能够让身体保持在相对平和的状态中的。

佳睿　《黄帝内经》里面有段话，我现在都能背下来了。"法于阴阳，和于术数，食饮有节，起居有常，不妄作劳，故能形与神俱，而尽终其天年，度百岁乃去。""虚邪贼风，避之有时，恬惔虚无，真气从之，精神内守，病安从来。是以志闲而少欲，心安而不惧，形劳而不倦，气从以顺，各从其欲，皆得所愿。"这些经文，都在教我们怎么获得阴阳平和。

许少雄　仔细想想，"食饮有节，起居有常，不妄作劳""志闲而少欲，心安而不惧，形劳而不倦"，是不是也在告诉我们"物无美恶，过则为灾"？

佳睿 是有这一层的意思在里面。

许少雄 "物无美恶，过则为灾"是一种中医的哲学思想，同时也是中国传统文化的精髓，无太过，无不及。

佳睿 我们经常讲一句话：金钱不是万能的，但是，没有钱是万万不能的。其实后面还应该有一句话：不挣钱是不行的，但为了挣钱而毁了身体的健康是万万不行的。任何事情都要把握一个尺度。

许少雄 就饮食而言，这个度是什么，怎么去把握呢？这里面有个问题，就是个体差异太大，一个 50 公斤的人的饭量，跟一个 80 公斤的人的饭量，应该会有很大的差别的。面对这样的情况，中国营养学会，还有中国预防医学科学院营养与食品卫生研究所一起，组成了《中国居民膳食指南》专家委员会，对中国营养学会 1989 年建议的《我国的膳食指南》进行了修改，然后制定了《中国居民膳食指南》以及说明，并且在 1997 年 4 月，由中国营养学会常务理事会通过，正式公布。

佳睿 现在恐怕还有很多人不知道这个事情吧？

许少雄 宣传还没有真正到位，只有业内人士了解。膳食指南是根据中国居民传统的膳食结构特点设计的，它把平衡膳食的原则转化成各类食物的重量，并且以直观的宝塔形式表现出来，这样能便于群众理解和在日常生活中实行。

佳睿 这就是著名的膳食宝塔了，我见过这个宝塔，简单明了，很实用。

许少雄　这个宝塔共分五层，包含我们每天应该吃到的主要食物种类。宝塔各层位置和面积不同，这个在一定程度上反映出各类食物在膳食中的地位和应该占有的比重。

佳睿　这是最直观的办法。

许少雄　五谷杂粮类食物位于宝塔的最底层，每人每天应吃300～500克；蔬菜、水果占据第二层，每天分别应该吃400～500克、100～200克；鱼类、禽类、肉类、蛋类等动物性食物位于第三层，每天可以吃到125～200克（其中鱼虾类50克，畜、禽肉50～100克，蛋类25～50克）；奶类和豆类食物合占据第四层，每天应吃奶类及奶制品100克，豆类以及豆制品50克。第五层塔尖是油脂类，每天不超过25克。

佳睿　这样大家就有了一个参照。

许少雄　膳食指南规定，每天的饮食要包含上述5大类，要有5种颜色，达到20种的食物，同时要粗细搭配，荤素搭配，干湿搭配，等等。这无疑是个很好的参照体系，我们平时推广的饮食理念，很多是参照这个指南的，因为这里面有很多合理的地方。

佳睿　可是，一般人好像并不容易做到，有些人会觉得不习惯，有些人会觉得太复杂了，难度太大，不好操作。我周围的一些朋友也提出过类似的问题，比如对于五种颜色的要求，他们已经知道怎么做五色菜了，可是每种颜色的蔬菜只需要一点点，五种颜色加起来已经一大盘了，经常吃不完，倒了浪费可惜，不倒的话留到下一顿又觉得不太好。而且买菜也麻烦，每一种只能买一点点，卖菜的人都觉得不耐烦。

许少雄 确实，一开始会有一些不方便，不习惯，但是，如果坚持一段时间，身体由于平衡饮食的影响而逐步变得更加健康了，会觉得很值的。不过，我想说的不是这个，而是我们每个人都可以拿自己的日常饮食和这个指南进行对照，看看自己的饮食到底偏差了多少。

佳睿 也许很多人会很惊讶地发现，我们的粮谷类食物吃得太少了，而鱼禽肉蛋类却多出了不少。大多数人的饮食是处在偏食状态的。

许少雄 原因是，我们中的很多人到现在还认为，鱼禽肉蛋是比较好的食物，而粗粮五谷是比较普通的食物，只是用来填饱肚子而已。他们完全没有意识到，谷类食物为我们的五脏六腑源源不断地提供着"谷气"，滋养着我们身体的核心部门。身体没有了足够的"谷气"，是无法正常运转的。现在有一种思潮很要不得，就是有人大肆宣扬吃主食不好，容易导致肥胖。结果，肥胖问题不但没有得到解决，人的脏腑机能却严重受损了。

佳睿 从一个现象也可以看出这个问题。在餐馆吃饭，很多人基本没有叫一碗米饭吃。餐桌上没吃完的打包，这已经成为了社会风气了，但是，被打包走的食物，基本上是价格贵的荤菜，我还没有看到过有人打包青菜或者米饭面条的。这已经无意中分出了物有美恶了。

许少雄 确实是这样的，所以我们要继续说"物无美恶，过则为灾"。虽然我们现在的社会物质还没有到极度丰富的程度，但在食物方面，已经到了相当丰富的水平了，一般的家庭几乎可以随心所欲地选择各种食物，但是，内心里仍然会把食物分出美恶来。这样一来，就出现了营养的不均衡，现实是，"六高"人群日益增多，儿童肥胖症比比皆是。

佳睿　不是说"三高"吗？

许少雄　问题正在发展变化中。"三高"指的是高血糖、高血脂、高血压，而"六高"是在前面"三高"的基础上，再加上高尿酸、高血黏稠度、高体重。

佳睿　触目惊心啊。

许少雄　正是严峻的社会现实，催生催熟了一个巨大的产业：养生保健业。这个产业是由一整个的链条组成的，包括有机种植业、有机养殖业、健康体检机构、保健品、运动塑身机构、推拿按摩机构、针灸理疗机构、桑拿足浴、养生基地、健康管理机构……

佳睿　现在我们明白了，擅自划分食物的优劣美恶，挑食偏食，过多摄入鱼禽肉蛋，是造成这一切问题的重要根源。

许少雄　这是日常饮食的情况。遇到节假日呢？更是一个暴食暴饮的好时机。虽然我们中华民族历来有勤俭节约的美德，但是，别忘了，我们还有热情好客的传统："持家不可不俭，待客不可不丰。"被全世界誉为"烹饪王国"的中国，古往今来一直崇尚着以丰盛的筵席欢度年节、款待宾客的做法。大多数的筵席都以"土特山珍""海鲜珍禽"应有尽有而显示体面，如果不这样，好像在宾客面前就要脸上无光。前不久参加一位同学的儿子的婚宴，龙虾、鲈鳗、红斑鱼、甲鱼、燕窝、鱼翅、鲍鱼，无不完备，宾主尽欢，整个宴席上，竟然看不到一片绿叶菜。

佳睿　简直是土豪宴啊！我也吃过全鱼宴、全牛宴、全羊宴、全鹅宴，从头到尾就没有一丁点的蔬菜。

许少雄 我跟在医院急诊科工作的朋友聊过，他告诉我，每次过年过节，急诊科总会有一批急诊病人，要么急性酒精中毒，要么急性胰腺炎，要么急性肠胃炎，要么胆囊炎，各种难受，各种危险。

佳睿 乐极生悲了。

许少雄 你看，膳食指南给我们规定，每天的荤食的量可只有125～200克，或许，一顿饭下来，已经远远超过了这个数。

佳睿 成年人尚且如此，孩子们呢？应该好不到哪里去。

许少雄 很多家长认为，孩子成长需要营养，而只有鱼禽肉蛋才是营养的食物，所以拼命给孩子们加塞，孩子的营养失去了均衡，更严重的是，孩子对食物产生了错误的了解，这将严重地影响孩子一生的健康，而且机体的某些损伤，是很难修复的，到时候问题出现了，家长们欲哭无泪。所以我们提出了一个观点：每个家庭必须有一个粗通中医营养学的营养师。

佳睿 这个观点好，应该全面推广。

许少雄 众人拾柴火焰高，一个美好的愿望，还是要靠大家一起努力才有希望实现。

佳睿 在滋补品的问题上，你怎么看？

许少雄 我们国人对滋补品一直有种情结，以为这几乎是万能的。健康长寿是人类的一种愿望，从古代帝王到现今的平民百姓，不少人都试图寻找强身健体、益寿延年的秘诀。道家的炼丹术给帝王们带来了希望，现代的保健品似乎也给全民带来了希望。我们都知道，人参、鹿茸、灵芝、何首乌、燕窝、冬虫夏草、海马、蛤蚧等等，都是好东西，都有快速滋补身体的作用。但是，这些滋补品有很多的等级，高等级的价格根本不是一般人所能问津的，而且数量极为有限，极其珍贵，哪是市面上所能买得到的。可是现在这些东西随处可见，你不觉得可疑吗？其次，真的全国人民都需要吃人参鹿茸吗？有多少人是靠这些东西长大的？有多少人是靠这些东西活着的？没有，我们是靠正常的饮食成长并且活着的。这些滋补品多数都是在特殊情况下使用的，不是日常随便吃的，对吧？

佳睿 我们说现在的人急功近利，除了体现在做事情的风格上以外，还体现在对待健康的问题上，总希望有种快速的、高效的产品，能让自己迅速得到健康，所以很多假冒伪劣产品才会有市场。

许少雄 这是我们的想法"过了"，接下来还继续天真地这么想，就有可能"过则为灾"了。

佳睿 经常会听到有朋友喜不自胜、言之凿凿地告诉我，他买到的冬虫夏草、吉林老人参、宁夏枸杞王，是托了某某关系从某某地方买到的，绝对是正品，以为这下子可以健康长寿了。

许少雄 我们大概讲一下各种滋补品的作用吧，大家是该有点基本常识的，免得看人家吃参眼红，也跟着吃参，看人家吃雪蛤也跟着吃雪蛤。有句话叫"虚不受补"，虚了当然要补，虚则补之嘛，问题是经常补错了，脾阳虚你却补肺阴，心阳弱你去补肾阴，肝阴虚损你却拼命补心气，不光不起作用，还很可能起反作用，这时候却来感叹是虚不受补。

佳睿 现在很多人身体出了点状况，没想到要找专业人士咨询，却擅作主张乱补一气，这种现象比比皆是。

许少雄 要不得。我们知道，参是用来补气的。有人把各种参的补气力度由弱到强做了一个排列：北沙参、南沙参、国产西洋参、党参、园参、花旗参、生晒参、朝鲜五六年白参、高丽参、宁夏山参、野山参等。碰到中气下陷，或者大出血，这时候输血有点来不及了，用好的参先把人的气吊住，因为血不能速生，而气可以急补，气在，血就不会完全流失。这是急救，用的是高等级的独参汤。这种情况并不多见，所以日常气虚了，可以用沙参、党参炖点肉汤喝，或用洋参含服，泡水当饮料喝都可以。严重气虚了，当然可以动用生晒参、高丽参，甚至野山参。

佳睿 参吃多了是不是会上火？

许少雄 任何东西只要过了，都有负面作用，参也不例外，这就是"过则为灾"了。乾隆皇帝的参吃得够多了，结果也顶不住，好在他的御医帮他研究出了生脉饮。冬虫夏草能补气血，调营卫，也就是增强免疫力，据说最早是牦牛发现的。藏民看到牦牛吃了一种奇怪的东西后，更加强壮，更有活力，而这东西也特别，又像虫，又像草，以为神奇，也尝试着吃，结果身体真的得到改善。于是，冬虫夏草声名鹊起。只可惜，它的产量太低了。

佳睿 我们也就赞美一下造物者，欣赏一下冬虫夏草的美名就可以了。不过，有机会碰到好的，我还是得尝一下。灵芝是比较容易见到的吧？

许少雄　是，福建的山区本来就产灵芝，不算稀有。

佳睿　我喝过灵芝水，非常苦，我们经常说，良药苦口，真是这样的。

许少雄　福建产的灵芝大部分是不苦的，细细品尝，还会有点甘甜的感觉，而且芬香之气清雅不俗。如果你喝到的是很苦的，应该是人工种植的。灵芝有很多不同的品种，《神农本草经》把它按颜色分为六种——赤芝、黑芝、青芝、白芝、黄芝、紫芝，并记载了它们不同的功效："赤芝，味苦平。主胸中结，益心气，补中，增慧智，不忘。久食，轻身不老，延年神仙。一名丹芝。黑芝，味咸平。主癃，利水道，益肾气，通九窍，聪察。久食，轻身不老，延年神仙。一名元芝。

青芝，味酸平。主明目，补肝气，安精魂，仁恕，久食，轻身不老延年神仙。一名龙芝。白芝，味辛平。主咳逆上气，益肺气，通利口鼻，强志意，勇悍，安魄。久食，轻身不老延年神仙。一名玉芝。黄芝，味甘平。主心腹五邪，益脾气，安神，忠信和乐。久食，轻身不老延年神仙。一名金芝。紫芝，味甘温。主耳聋，利关节，保神，益精气，坚筋骨，好颜色。久服，轻身不老延年。一名木芝。生山谷。"

佳睿　所以历代都把灵芝当仙草，武侠小说中的武林人，得到一株千年灵芝，就能增加多少年的功力。

许少雄　在这种文化背景下，人们怎么能不向往呢？不过，灵芝平补五脏的功效确实是不错，我们也经常用灵芝烧水当茶喝，可以烧两至三遍，味道还很足，别急着扔掉，可以再拿去炖鸡汤。

佳睿 你还是比较主张以平补为主的。

许少雄 我们的身体要"以平为期"。我觉得以平常心对待这些东西吧，不需要太刻意，否则，就像那句名言所说的："幻想飞得越高，摔在现实的道路上，会伤得越重"。

佳睿 还是老老实实地吃好我们的三餐，最靠谱。

许少雄 "物无美恶，过则为灾"不仅是体现在饮食上，其他方面也一样。不是有这么一个故事，一美女找到一位大师咨询："我太漂亮了，每天都被一群男人死缠着，我又很难拒绝别人，该怎么办呢？"大师默默地把水杯里的水泼在她的脸上。美女恍然大悟地说："我懂了，您是要我头脑清醒，心静如水，是吗？"大师说："美不美一瓢水，卸了妆全是鬼！"

佳睿 打扮得太过了，也会惹烦恼的。

许少雄 牙齿长得不好看，戴一个矫正器，一段时间以后或许能矫正过来，但有些人就是按捺不住，把好好的牙齿拔掉，装上一排洁白如雪的假牙，结果，伤了先天肾气，还有希望健康长寿吗？

佳睿 牙齿还跟肾气有关吗？

许少雄 肾主骨，牙为骨之余，直接相关。后面装上去的，应该不会像原装的那么牢靠吧？起码的常识，牙齿是用来咀嚼食物的，咀嚼良好，可以减轻胃的负担，还能分泌口水，帮助消化，减慢脾胃的衰老速度，这可是长寿的前提。

佳睿 这真是一念之差，一失足成千古恨啊。时间的关系，这个话题我们就先聊到这儿，以后我们还会有很多的话题跟大家分享。

许少雄　是的，我们还可以从不同体质的人群、不同年龄段的人群、不同职业的人群、不同的慢性疾病群体等方面，来谈我们的饮食结构的调整和生活习惯的改变。

佳睿　听众朋友们，下次节目再见！

许少雄　再见！

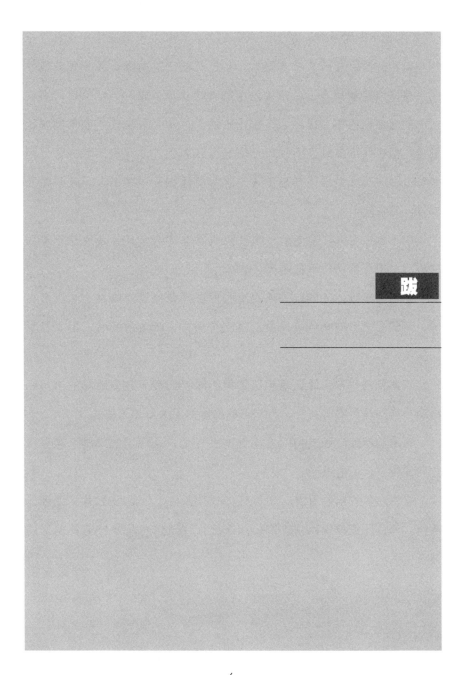

跋

《重新发现中医营养学》系列的第一部分终于和大家见面了。在着手把一些电台的节目变成文字的时候，心里有些许的踌躇，关于营养健康的书籍已经遍地都是了，此举是否有画蛇添足之嫌？当把节目内容向业内的同仁们请教过之后，大家一致认为，从中医营养学的角度来谈健康，似乎并不多见，而且节目中有很多内容并非来自一般知识，而是经过临床营养调理而得出的，一定会对读者有所帮助，于是乎勉为其难斗胆执笔。

由于水平有限，书中的一些观点也并非完全成熟，还有待于实践的检验，望业界同仁不吝赐教。

本书的出版，还要特别感谢为我们进行食材摆盘的林德荣厨艺大师，为配图摄影的林佳强先生，林武栋夫妇，精美的图片，为本书增色良多。

感谢厦门八方问健健康管理公司的同事们对于此书编写的参与和协助，特别是蒋夷芳女士，为本书的出版做了大量的工作。

感谢长期关心和支持八方问健的朋友们，是你们的鼓励，才让八方问健有了长足的进步。

感谢众多的电台听友，是你们的长期关注，才让我们有了更多的激情。节目还在继续，请大家一如既往，让我们一起来打造更美好的健康生活。

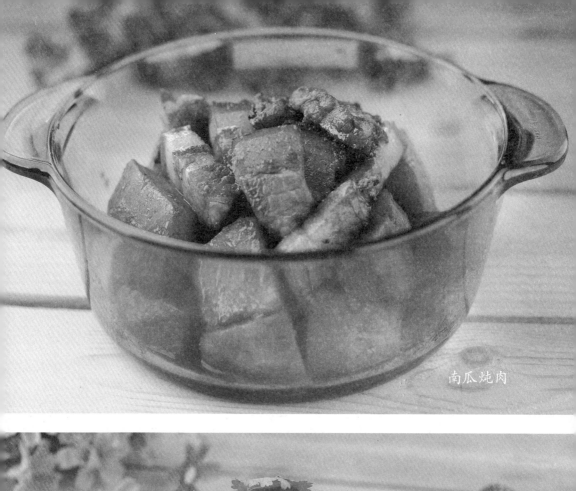

南瓜炖肉

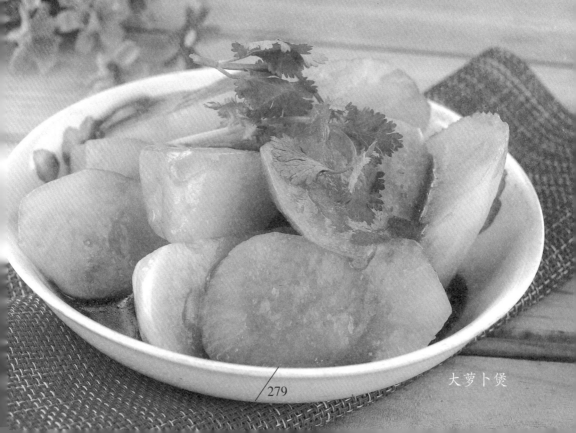

大萝卜煲

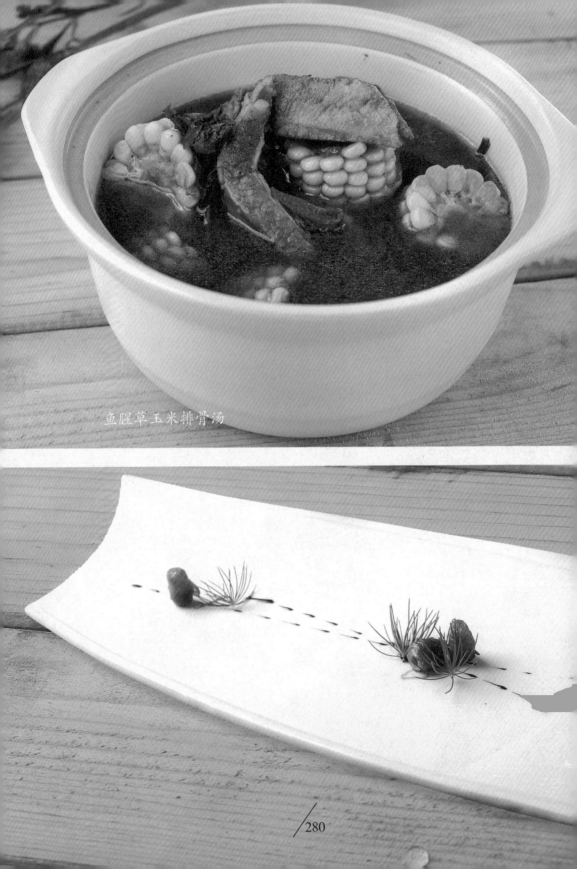

鱼腥草玉米排骨汤

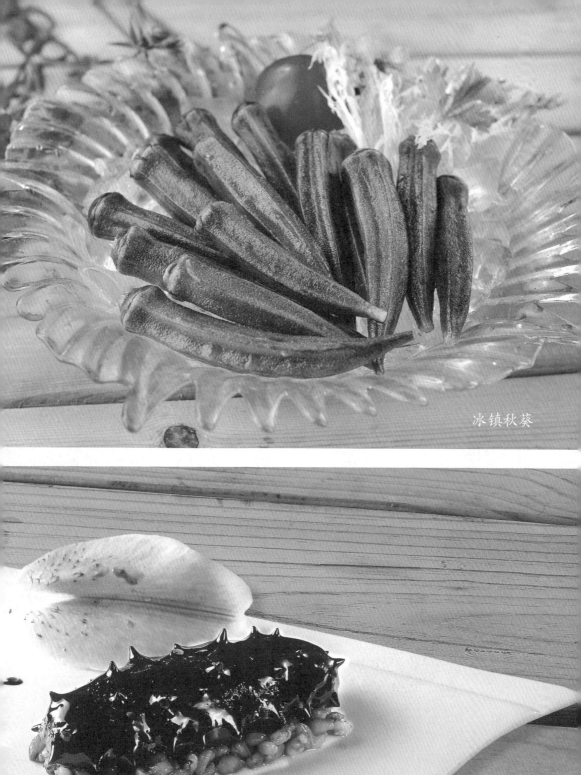

冰镇秋葵

刺参

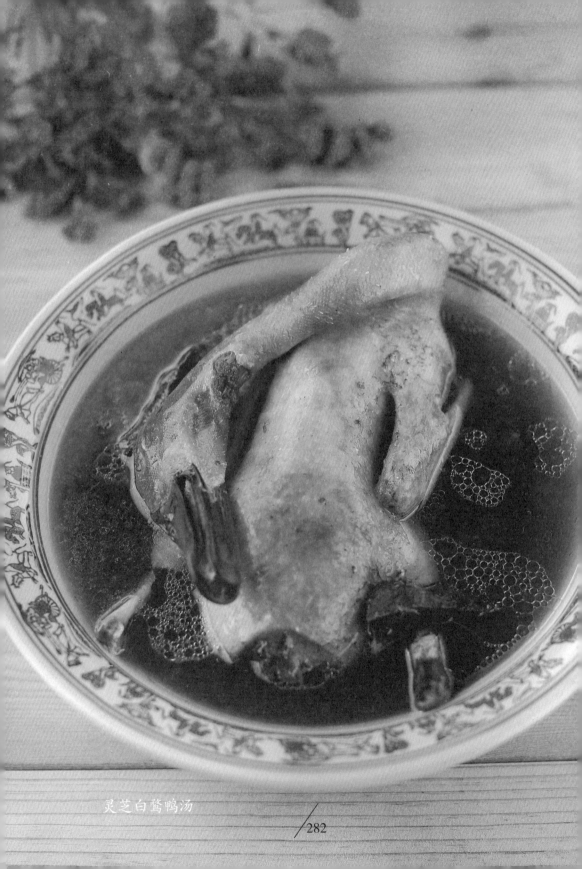

灵芝白鹜鸭汤

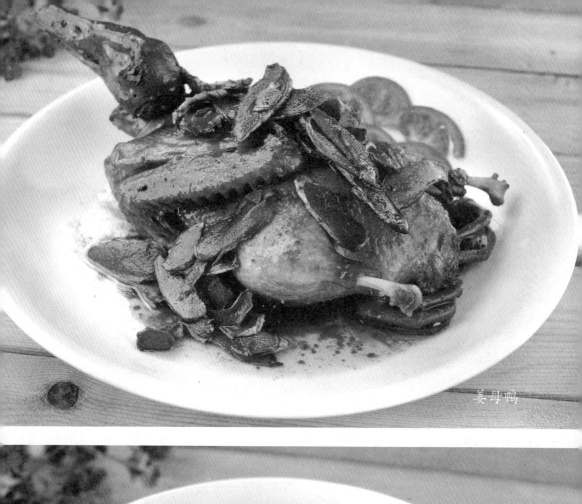

姜母鸭

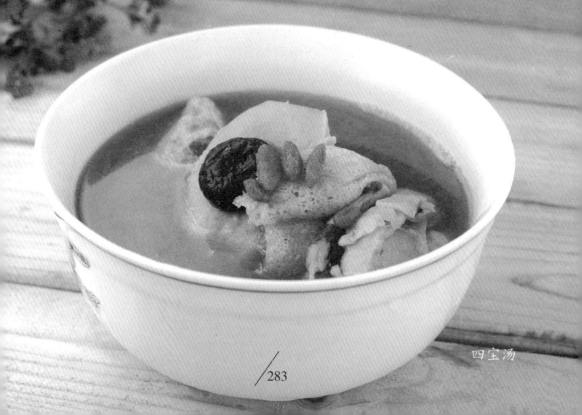

四宝汤

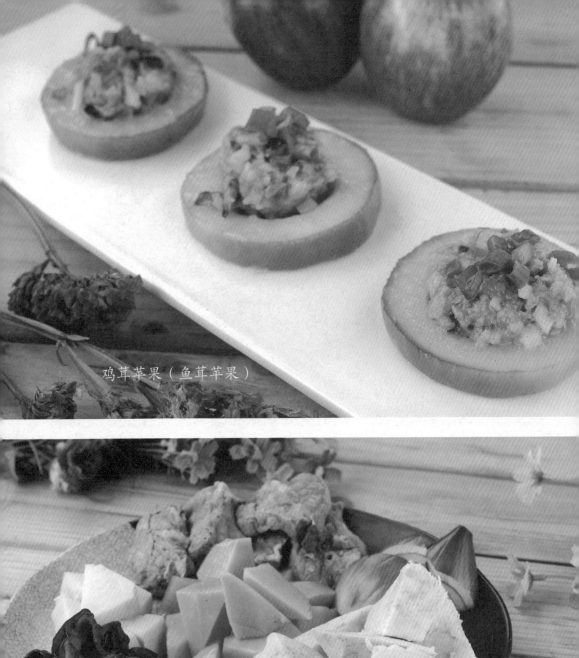

鸡茸苹果（鱼茸苹果）

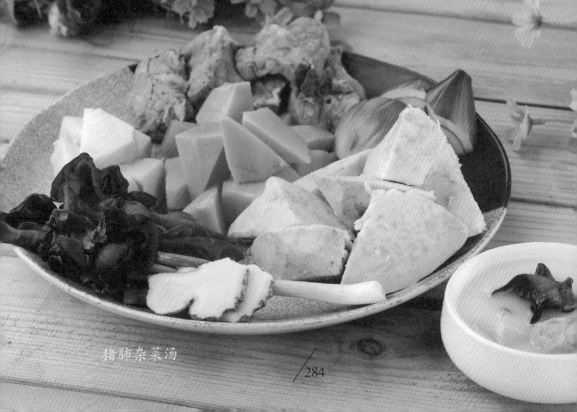

猪肺杂菜汤

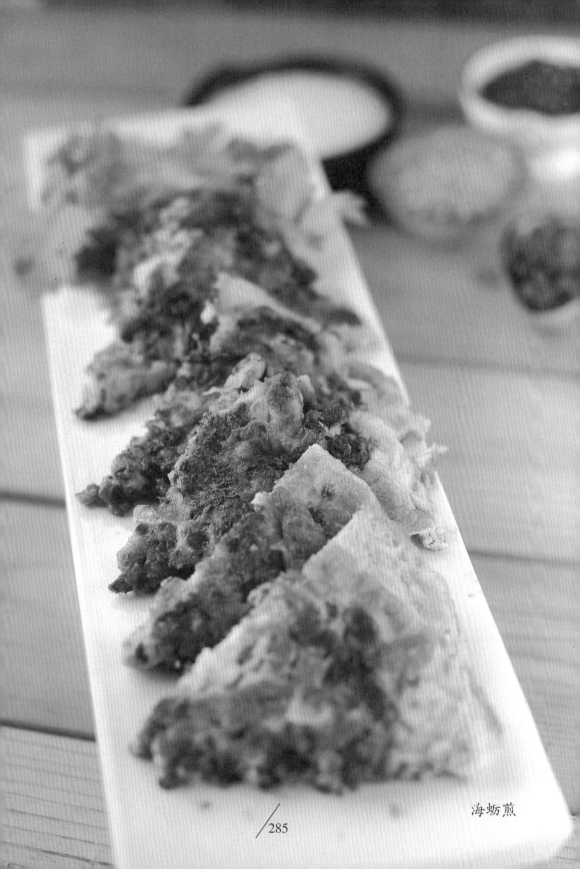

海蛎煎

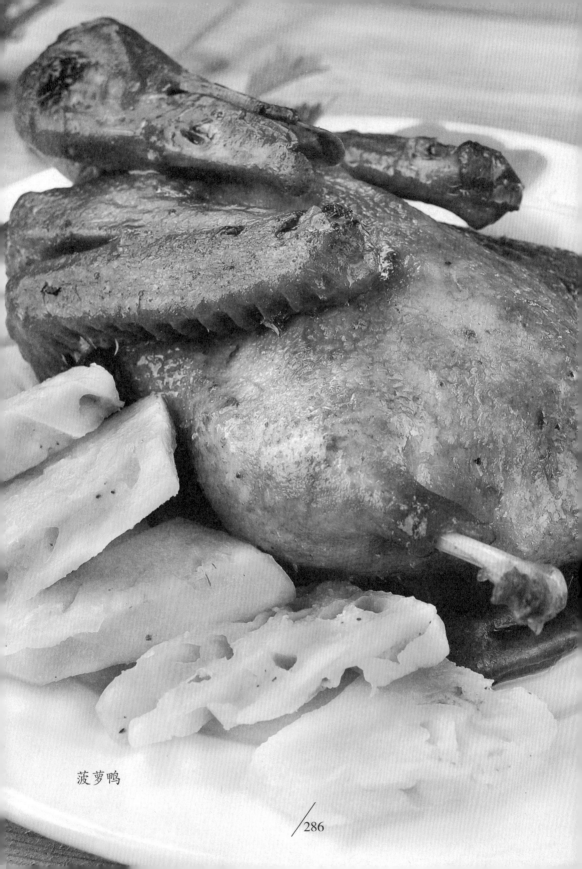

菠萝鸭

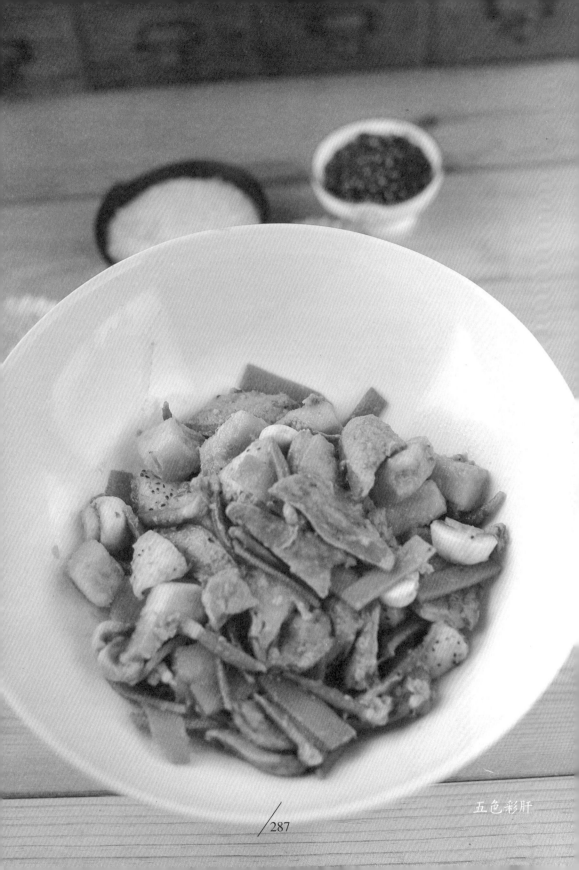

五色彩肝

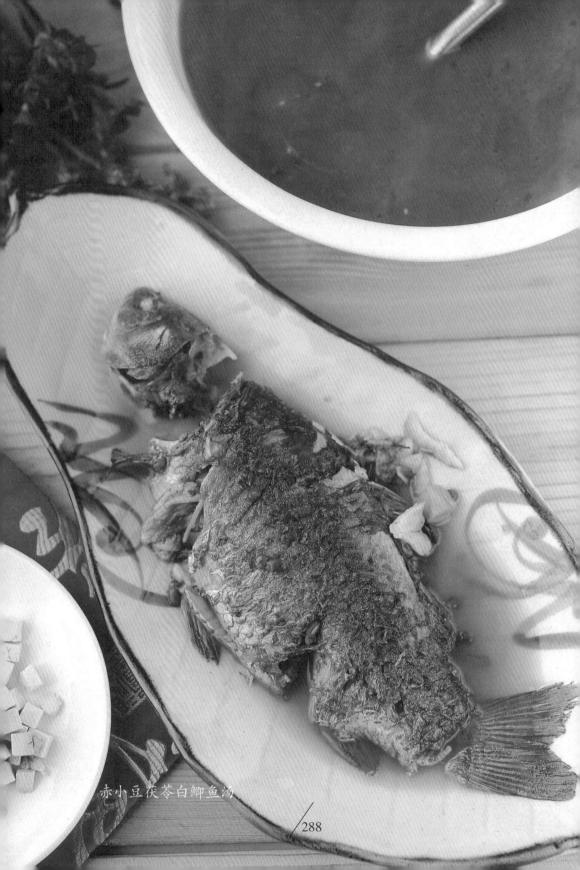

赤小豆茯苓白鲫鱼汤

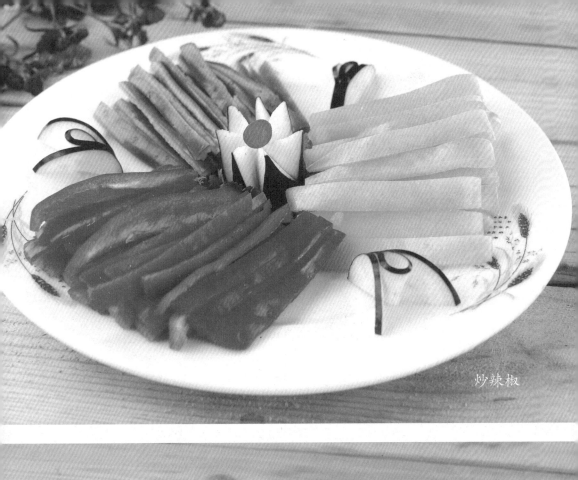

炒辣椒

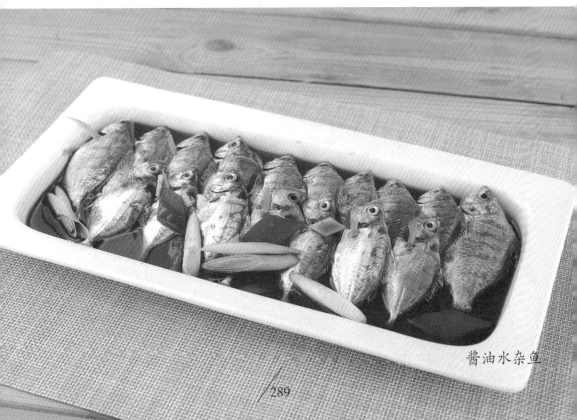

酱油水杂鱼

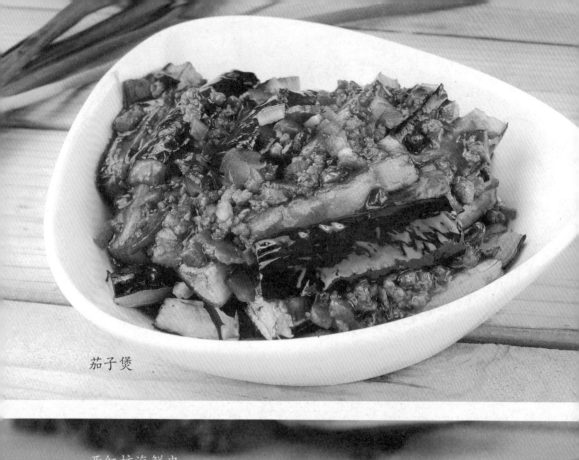

茄子煲

西红柿海鲜盅

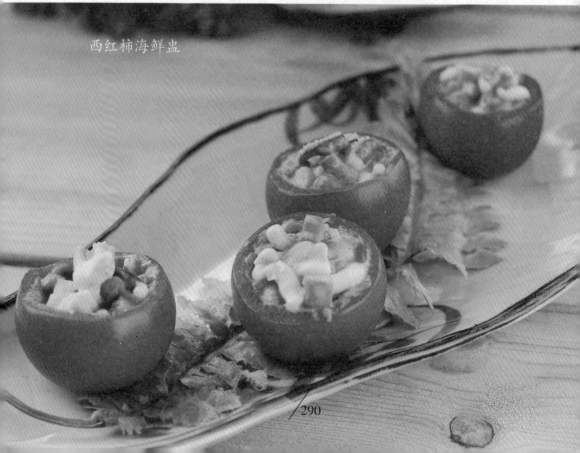

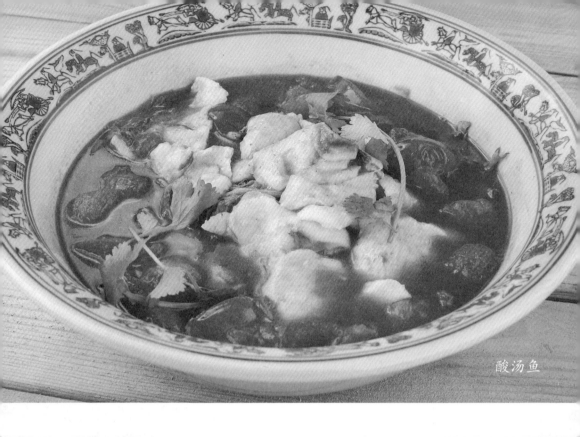

酸汤鱼

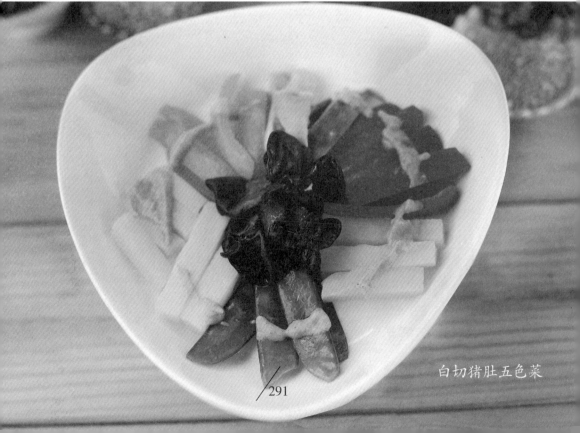

白切猪肚五色菜

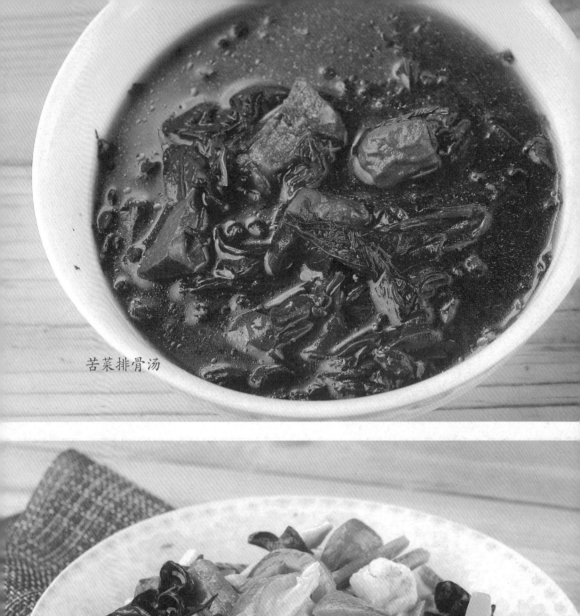

苦菜排骨汤

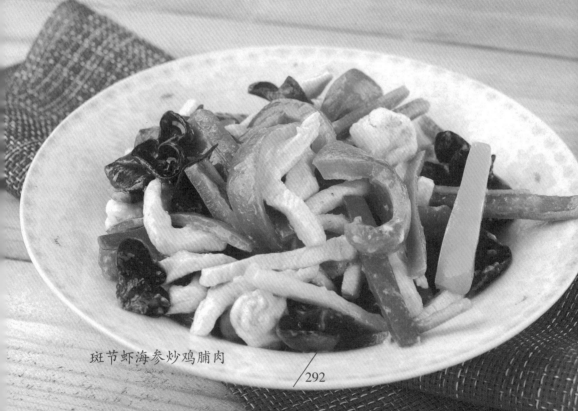

斑节虾海参炒鸡脯肉

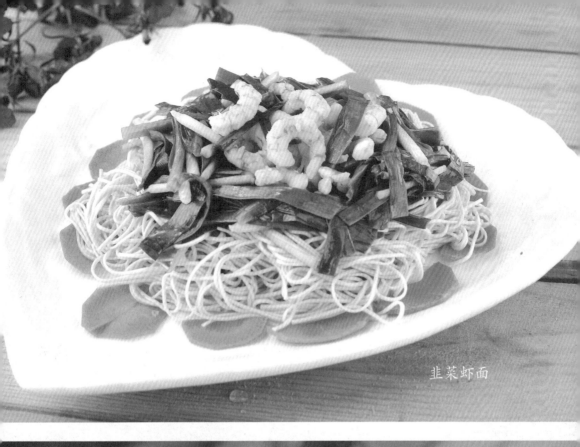

韭菜虾面

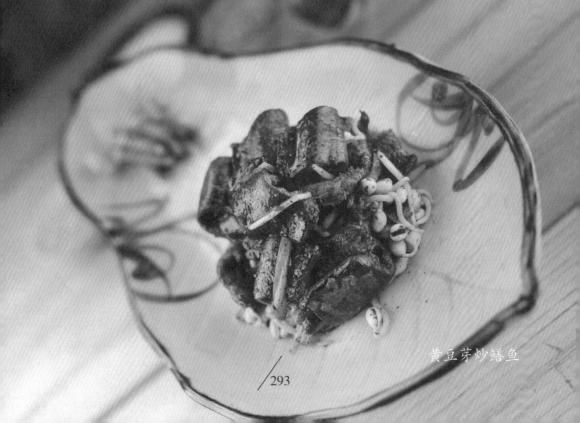

/293

黄豆芽炒鳝鱼

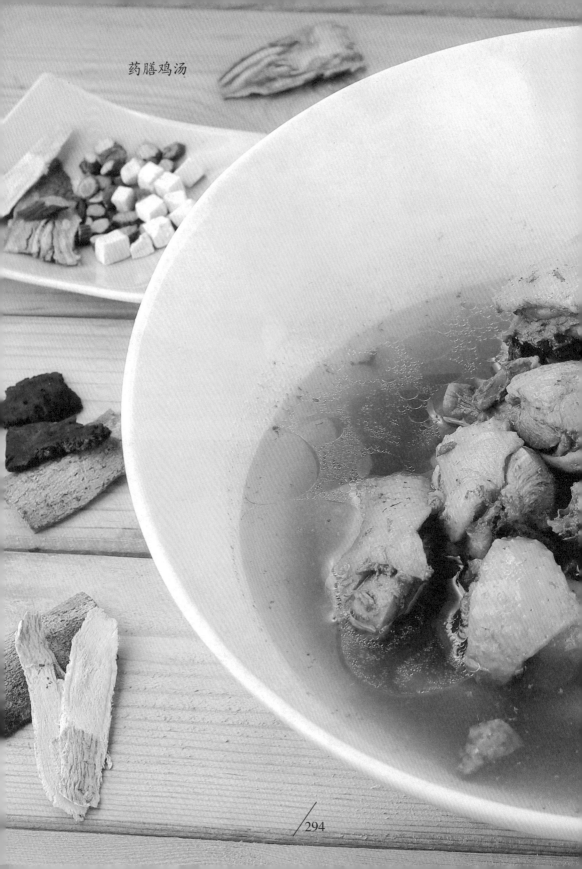

药膳鸡汤